U1019869

编 委 会

学前教育新形态教材

“十四五”职业教育国家规划教材

幼儿生活照护

主　编　赵秋兰　赵雄彬　杨　雪

副主编　熊梦粒　文永治　陈世军

编　委　范琼芳　周小溪　潘新玉　朱　娜　宋婉莹　杨丹玲

张　梅　常丽君　王　倩　白文静　刘　春　郑仁仙

罗　欢　郑周亚　吴昌艳　吴平平　杨文祥　何丽琴

石正菊　曾　珍　叶　芳　陈　静　莫永帅

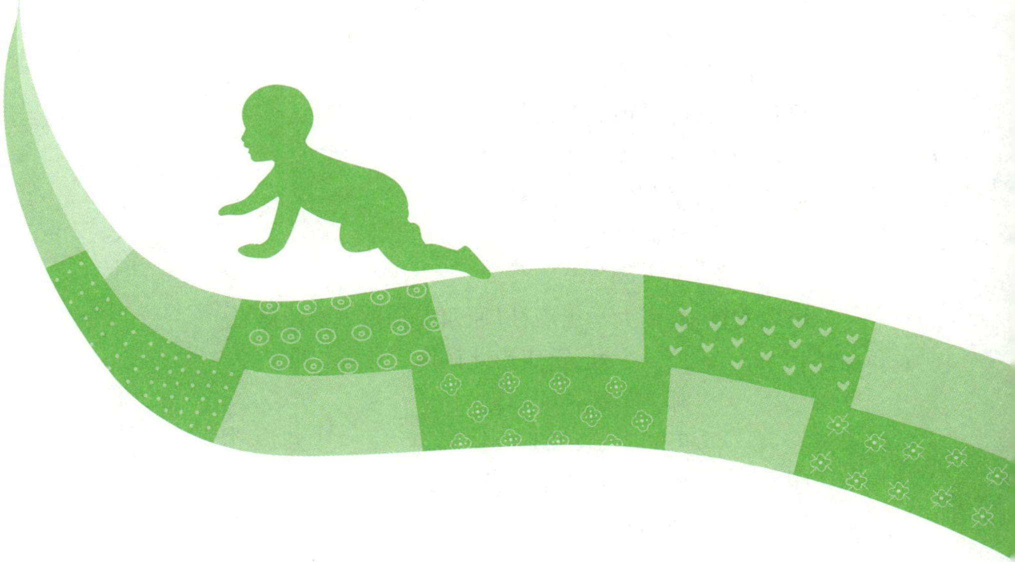

西南大学出版社

国家一级出版社　全国百佳图书出版单位

图书在版编目(CIP)数据

幼儿生活照护 / 赵秋兰, 赵雄彬, 杨雪主编.
重庆 : 西南大学出版社, 2024. 8. -- ISBN 978-7-5697-2356-4

Ⅰ. R174

中国国家版本馆CIP数据核字第2024F3H710号

幼儿生活照护

YOU'ER SHENGHUO ZHAOHU

主　编　赵秋兰　赵雄彬　杨　雪

总 策 划:杨　毅　曾　文
执行策划:熊家艳　尹清强
责任编辑:扶　瑶　熊家艳
责任校对:李　炎　李　君
装帧设计:魏显锋
排　　版:吴秀琴
出版发行:西南大学出版社(原西南师范大学出版社)
地　　址:重庆市北碚区天生路2号
邮　　编:400715
电　　话:023-68868624
印　　刷:重庆紫石东南印务有限公司
成品尺寸:185 mm×260 mm
印　　张:15.25
字　　数:289千字
版　　次:2024年8月　第1版
印　　次:2024年8月　第1次印刷
书　　号:ISBN 978-7-5697-2356-4
定　　价:58.00元

序

学前教育是终身教育的开端,关系亿万儿童的健康成长、千家万户的切身利益、国家和民族的未来。百年大计,教育为本;教育大计,教师为本。促进学前教育健康发展,关键在于建设一支高素质的幼儿园教师队伍。2018年中共中央、国务院出台的《关于全面深化新时代教师队伍建设改革的意见》指出:"教师承担着传播知识、传播思想、传播真理的历史使命,肩负着塑造灵魂、塑造生命、塑造人的时代重任,是教育发展的第一资源,是国家富强、民族振兴、人民幸福的重要基石。"

培养高素质的幼儿园教师,加强课程和教师队伍建设是基础。2019年国务院印发的《国家职业教育改革实施方案》提出了完善国家职业教育制度体系、构建职业教育国家标准、建设多元办学格局等一系列的任务。其中,教材是育人之纲,是改革的基础,是教师实施教学改革的重要载体和有效途径。教育部等九部门印发的《职业教育提质培优行动计划(2020—2023年)》强调,实施职业教育"三教"改革攻坚任务,要完善职业教育教材规划、编写、审核、选用使用、评价监督机制。2021年教育部办公厅印发的《"十四五"职业教育规划教材建设实施方案》强调教材建设的权威性、前沿性、原创性,要打造培根铸魂、启智增慧、适应时代要求的精品教材。当前,学前教师教育教材虽然品种丰富,但是随着国家政策的调整、职业教育理念的变化及学科的飞速发展,在一定程度上存在理念落后、体系陈旧等问题。例如,以学科为中心的理论教材过剩,多媒体融合的新形态教材缺少,等等。在此背景下,我们设立课题组,组织学前师范院校的知名专家学者、中高职院校一线教师、幼儿园园长及一线教师编写了这套学前教育专业"中高协同"融通教材。从总体上来看,这套教材有如下特点:

一是坚持立德树人，强化课程思政。

本系列教材的编写坚持立德树人根本任务，厚植爱国情怀，以铸就师德师魂，培养适应新时代社会发展需要的卓越幼儿园教师为目标。教材内容的选择充分体现了社会主义核心价值观，突出了学前教育在国民教育中的基础性作用。

二是全面研究设计，系统规划建设。

从研制人才培养方案着手，研究确定了人才培养要求、专业课程设置和课程标准，以及配套的课程教学资源与课程试题库、幼儿园教师资格考试试题库。

三是做实产教融合载体。

党的二十大报告指出："教育、科技、人才是全面建设社会主义现代化国家的基础性、战略性支撑。"教材内容融合了《幼儿园教育指导纲要（试行）》、幼儿园教育活动基本理论以及幼儿教师教育教学活动的实践经验，切实增强教育教学的适应性，落实产教融合。

四是实用性好、可操作性强。

本系列教材以幼儿园教育活动基本理论为基础，面向幼儿园教育活动实践，提供了大量教育活动设计的案例及评析，强调实用性及可操作性。

五是混合式教学。

本系列教材除课堂教学设计丰富以外，还加入了微课视频资源，以二维码的形式呈现在相应的知识点旁，增强了教材的趣味性，有助于学生直观、深刻地理解学习内容，更便于教师开展信息化教学，符合当前教育教学创新改革的要求。

本套教材的编写汇集了全国范围内学前教育领域的多位专家、学者、一线名师等，编写者们不辞辛苦，反复研讨，精心打磨。尽管如此，本书仍然存在一些不足，学术上的追求永无止境，我们将不懈努力，不断修正、充实与完善相关内容。我们衷心希望这一课程思政背景下的中高协同系列教材的问世，能够为当前转型期幼儿保育专业及学前教育专业的相关院校课程改革与教学工作助力，为我国幼儿保育、学前教育人才队伍建设做出应有的贡献。

前言

本教材通过调研当下中职学生的发展需求和教学需求，参照《幼儿园工作规程》《幼儿园教育指导纲要(试行)》《幼儿园管理条例》《托儿所幼儿园卫生保健工作规范》《国家职业技能标准——保育员》《托育机构保育指导大纲(试行)》等国家政策文件和法规编写。

“幼儿生活照护”是中等职业学校幼儿保育专业核心课程之一，主要针对0—6岁幼儿生活照顾学习领域，学生通过真实职业情境，服务于保育工作的任务、流程和环境，学习知识体系，完成相关任务，实现知识与技能、过程与方法、情感态度与价值观的统一。

本教材理论联系实际，符合现代职业教育的课程特点，实现老师“做中教”、学生“做中学”；结合中职学生学习特点和职业教育中、高、本衔接培养的需要，引入生活中幼儿生活照护的典型案例；按照0—6岁幼儿生活保育内容，主要涉及幼儿生活照护认知和幼儿园生活照护各环节内容，共有10个项目和23个任务。

根据中职学生的发展需求，本教材注重科学性和实用性。本教材内容符合学前教育和托幼服务行业对新知识的需求，可以提高学生的职业技能和文化素养。本教材形式生动，技能操作采用图文结合的方式讲解工作流程，教育案例选编采用案例呈现、分析案例完成任务的边思边学的方式，同时，注重教育资源建设，配套建设电子教案、教学课件、真题检测及答案、教学视频，学生可以充分学习知识与技能。

本教材严格按照托育保育标准和幼儿园保育标准进行编写，结合岗位能力和职业的要求，建构完整知识体系，串联知识技能，着重介绍了婴幼儿生活保育的整体认知，幼儿园一日生活活动保育内容，反映了当今社会有关婴幼儿教育的热点问题和科学处理办法,做到了规范性和完整性的统一。

本教材用思维导图建构学习项目知识体系,帮助学生快速系统掌握知识。在学习生活照护技能的同时,以“够用、适度”的原则引入幼儿的身心发展知识,并编写知识测试题,为学生巩固理论知识、实际操作提供检验方式。每个任务都采用理论知识和实践检验相结合,文字、图片和视频结合的形象学习方式,为学生形成婴幼儿生活照护的综合职业能力奠定基础,实现了理论和实践的统一。

本教材由黔南民族幼儿师范高等专科学校赵秋兰老师、重庆市合川教师进修学校赵雄彬老师及黔南民族幼儿师范高等专科学校杨雪老师主编,由贵定县第二幼儿园熊梦粒老师、黔南民族幼儿师范高等专科学校文永治老师和陈世军老师担任副主编,由范琼芳、周小溪、潘新玉、朱娜、宋婉莹、杨丹玲、张梅、常丽君、王倩、白文静、刘春、郑仁仙、罗欢、郑周亚、吴昌艳、吴平平、杨文祥、何丽琴、石正菊、曾珍、叶芳、陈静、莫永帅担任编委。其具体编写分工为:赵雄彬编写项目一;杨雪编写项目二;文永治、常丽君编写项目三和全书项目评价;赵秋兰编写项目四、五、六、七、八、九、十;熊梦粒编写全文案例以及提供相关插图;陈世军统筹全书内容安排;范琼芳、周小溪、潘新玉、朱娜、宋婉莹、杨丹玲、张梅、王倩、白文静、刘春、郑仁仙、罗欢、郑周亚、吴昌艳、吴平平、杨文祥、何丽琴、石正菊、曾珍、叶芳、陈静、莫永帅为本书提供了大量的“直通赛证”的真题模拟训练资料及推荐阅读书籍,最后全书由主编定稿。

目录
CONTENTS

模块一

概述

项目一

婴幼儿生活照护概述

学习目标

知识目标

1. 理解0—6岁婴幼儿生活照护的概念。
2. 熟悉0—6岁婴幼儿生活照护的类型。
3. 了解0—6岁婴幼儿生活活动的含义。
4. 理解0—6岁婴幼儿生活活动的目标、意义。

能力目标

1. 能够描述不同年龄阶段婴幼儿照护的含义。
2. 能够描述婴幼儿照护工作对促进婴幼儿全面发展的意义。

职业素养目标

树立正确的儿童观。

学习重难点

学习重点

1. 理解0—6岁婴幼儿生活照护的概念、类型。
2. 理解0—6岁婴幼儿生活活动的含义、目标、意义。

学习难点

1. 能够描述不同年龄阶段婴幼儿照护的含义。
2. 能够描述婴幼儿保育工作对促进婴幼儿全面发展的意义。

思维导图

- 婴幼儿生活照护概述
  - 婴幼儿生活照护的概念和类型
    - 婴幼儿生活照护的概念
    - 婴幼儿生活照护的类型
  - 婴幼儿生活活动的目标和意义
    - 婴幼儿生活活动的含义
    - 婴幼儿生活活动的目标和意义

任务一

婴幼儿生活照护的概念和类型

案例引入

刚毕业的小何找到了一份托儿所的工作，而托儿所里面的宝宝年龄跨度很大，有几个月的，有一两岁的，还有上幼儿园后代托管的，可谓是0—6岁都有了。刚来的小何显得手足无措，他在给3个月宝宝和一岁宝宝换尿布的时候就觉得不一样，但是又不知道怎么办。

工作表单

工作表单1

思考：如果你是托儿所的资深工作人员，你想怎么帮助小何？不同年龄阶段婴幼儿的生活照护内容和要求一样吗？

工作表单2

思考总结

婴幼儿生活照护怎么分年龄阶段护理？各年龄阶段有什么不同？

年龄阶段	生活照护要点

工作表单3

小组讨论

婴幼儿生活照护有哪些类型？

婴幼儿生活照护类型	具体内容

学习支持

一、婴幼儿生活照护的概念

婴幼儿生活照护通过在家庭、保育机构等环境中，为0—6岁婴幼儿提供生存与发展必需的环境和物质条件，并予以精心的膳食安排和生活照顾，帮助婴幼儿获得良好的身心发育，逐渐增强独立生活的能力。高质量的生活照护可促进婴幼儿个性发展，提高其社会适应力，保障社会稳定，提升人口素质，具有良好的社会效益。

婴幼儿生活照护可以按照其生长特点分成三个阶段。

（一）婴儿生活照护

婴儿是指0—1岁的儿童，包括从出生到28天的新生儿和1—12月龄的乳儿。这个时期是儿童发展最快的一个时期。婴儿会经历以下过程：吃奶—断奶—逐步学会吃普通食物，躺卧状态—完全没有意识随意动作—可以用手操作物体—直立行走等，完全不能说话—掌握一些简单的词—与他人进行简单的言语交流。这时人类的三大本质特点——直立行走、双手动作、语言均已出现。这个时期的婴儿必须依赖成人正确的生活照护，否则不但身心发展会受到不良影响，甚至很难生存下去。

（二）较小婴幼儿生活照护

较小婴幼儿是指13—36个月的儿童。这个时期的婴幼儿体格和大脑仍在迅速发育，但较婴儿期有所减慢。饮食已逐渐从乳汁转换成饭菜，并开始慢慢过渡到成人饮食。较小婴幼儿接触外界范围越来越广，而自身免疫力仍较低，因此，这个时期生活照护重在培养生活能力与卫生习惯，帮助较小婴幼儿养成健康的体魄，支持其智力发展。

（三）学龄前幼儿生活照护

学龄前幼儿是指3—6岁的儿童。3岁后的儿童进入幼儿园接受学前教育，直至6岁进入小学学习。这段时期，儿童生长变化速度惊人，逐步产生了自我意识和在特殊文化背景下的自我环境意识。科学管理幼儿膳食和精心照料幼儿一日生活，是学龄前儿童生活照护的重要内容。

二、婴幼儿生活照护的类型

根据保育主体和工作环境，婴幼儿生活照护可以分为三种类型。

（一）家庭提供的生活照护

在我国，婴幼儿生活照护一般由母亲、父亲、祖父母、其他亲属或保育工作人员共同担任。

国家规定3岁以下的婴幼儿照护以家庭为主，托育作为补充。国家要求加强对家庭婴幼儿照护的支持和指导。全面落实产假政策，鼓励用人单位采取灵活安排工作时间等积极措施，为婴幼儿照护创造便利条件。支持脱产照护婴幼儿的父母重返工作岗位，并为其提供信息服务、就业指导和职业技能培训。

加强对家庭的婴幼儿早期发展指导，通过入户指导、亲子活动、家长课堂等方式，利用互联网等信息化手段，为家长及婴幼儿照护者提供婴幼儿早期发展指导服务，增强家庭的科学育儿能力。

同时，切实做好基本公共卫生服务、妇幼保健服务工作，为婴幼儿家庭开展新生儿访视、膳食营养、生长发育、预防接种、安全防护、疾病防控等服务。

（二）社会提供的生活照护

建立健全育幼服务体系，将保育领域从3—6岁逐步拓展到0—6岁，解决0—3岁婴幼儿的生活照护问题是切实关系民生福祉，有利于鼓励生育意愿、贯彻落实全面二孩政策，也有利于发展婴幼儿保育产业、推动经济转型升级。

国家加大对社区婴幼儿照护服务的支持力度，要求地方各级政府要按照标准和规范在新建居住区规划、建设与常住人口规模相适应的婴幼儿照护服务设施及配套安全设施，并与住宅同步验收、同步交付使用；老城区和已建成居住区无婴幼儿照护服务设施的，要限期通过购置、置换、租赁等方式建设。鼓励通过市场化方式，采取公办民营、民办公助等多种方式，在就业人群密集的产业聚集区域和用人单位完善婴幼儿照护服务设施。

鼓励地方各级政府采取政府补贴、行业引导和动员社会力量参与等方式，在加快推进老旧居住小区设施改造过程中，做好公共活动区域的设施和部位改造，为婴幼儿照护创造安全、适宜的环境和条件。各地要根据实际，在农村社区综合服务设施建设中，统筹考虑婴幼儿照护服务设施建设。

发挥城乡社区公共服务设施的婴幼儿照护服务功能，加强社区婴幼儿照护服务设施与社区服务中心（站）及社区卫生、文化、体育等设施的功能衔接，发挥综合效益。支持和引导社会力量依托社区提供婴幼儿照护服务。发挥网格化服务管理作用，大力推动资源、服务、管理下沉到社区，使基层各类机构、组织在服务保障婴幼儿照护等群众需求上有更大作为。加大对农村和贫困地区婴幼儿照护服务的支持，推广婴幼儿早期发展项目。

（三）机构提供的生活照护

保育机构包括托育机构、早教中心和幼儿园。托育机构包括全日托、半日托、计时托、临时托等照护服务机构。托育机构通过创设适宜环境，合理安排一日生活和活动，提供生活照料、安全照护、平衡膳食和早期学习机会，促进婴幼儿身体和心理的全面发展。早教中心是婴幼儿早期教育服务中心等机构的简称。早教中心的主要服务对象是孕妇和0—6岁婴幼儿及其父母和家人。研究表明，正确的早期教育能够为婴幼儿多元化的大脑发育和健康人格的培养打下良好的基础。幼儿园是对3岁以上学龄前幼儿实施保育和教育的机构。幼儿园适龄幼儿一般为3—6岁。幼儿园的任务为解除家庭在培养儿童时所受的时间、空间、环境制约，让幼儿身体、智力和心情得以健康发展。

任务二

婴幼儿生活活动的目标和意义

案例引入

小邱好不容易考上了一所公办幼儿园，但是被安排担任小班保育老师。开始她很认真地工作，心想着“刚来嘛，从基础做起是应该的”，可是一个月后，小邱开始自我矛盾。孩子们天真烂漫，和他们在一起，小邱感到很幸福，但做的工作都是打扫卫生、物品消毒等，让她感到身心疲惫，觉得自己就像一名清洁工……

工作表单

工作表单1

思考：如果你是小邱，你会和她有一样的想法吗？什么才是婴幼儿生活照护？

工作表单 2

思考总结

婴幼儿生活活动的目标有哪些？

工作表单 3

小组讨论

婴幼儿生活活动的意义是什么？

学习支持

一、婴幼儿生活活动的含义

婴幼儿生活活动是指婴幼儿一日活动中的生活环节,即日常生活活动,如吃饭、睡眠、洗手、换尿布、如厕等,以及在幼儿园中的入园、离园、进餐、喝水、盥洗、如厕、睡眠等各个生活环节。

在生活活动中,保育老师要寻求婴幼儿的注意与合作,让他们参与其中,实现保教合一。例如,换尿布时保育老师要温和亲切地与婴幼儿对话,一步步告知即将发生的事:擦拭、清洗、护理、穿上尿布,使婴幼儿感到舒服,而不是只想着快速完成工作,将玩具塞入婴幼儿手中,转移他们的注意。此举不仅让婴幼儿知道清洁卫生的重要性,也让婴幼儿体会语言沟通的功能,更重要的是透过亲密互动建立彼此间的关系,养成与成人合作的习惯。再如在幼儿园午餐环节,保育老师请小朋友排队并协助其洗手擦拭,接着在旁陪伴,随时提供必要的协助,并且轻声互动与夸赞,让婴幼儿在愉悦氛围中,养成健康习惯,学到生活自理技巧。

在婴幼儿生活活动中,保育老师要以关爱回应婴幼儿的需求,使其感到舒适、安全,让婴幼儿在愉快互动中满足生理与心理需要,与保育老师建立信任。有经验的保育老师能分辨婴幼儿的哭声、表情与姿势所传达的信息,比如饥饿、大小便、困了、需要安抚、与同伴发生矛盾了、挑食等,保育老师一定要有爱心,尊重婴幼儿是独立的个体,根据婴幼儿的需求敏锐地实时满足其需求。另外,新入园的小班幼儿经常出现分离焦虑等心理问题,保育老师应及时关注并找到幼儿焦虑的原因,实施应对策略,缓解幼儿的焦虑。

二、婴幼儿生活活动的目标和意义

(一)婴幼儿生活活动的目标

1.促进婴幼儿身体健康与发展

为婴幼儿提供营养全面、搭配合理的膳食,根据婴幼儿的营养需求,以及饮食特点,保障每日摄入充足的优质蛋白质、维生素、矿物质等,促进身体各系统的良好发育。

为0—3岁婴幼儿建立规律的睡眠节奏，保证每天充足的睡眠，包括午睡，以支持婴幼儿大脑和身体的充分休息与成长。设计适合不同年龄段婴幼儿的体能活动，如0—1岁的被动操、1—3岁的室内外探索游戏、3—6岁的体育课程和户外活动，发展其大动作（跑、跳、攀爬等）和精细动作（绘画、手工、使用工具等）能力。

2. 认知与智力发展

利用日常生活中的丰富素材，如0—3岁时家中的常见物品，3—6岁幼儿园的教具和环境布置，激发婴幼儿对周围世界的好奇心和探索欲望。培养0—3岁婴幼儿的基础感知觉（视觉、听觉、触觉等），以及3—6岁幼儿更复杂的空间认知、时间认知和逻辑思维能力。通过日常生活情境，如购物、旅行等，为0—3岁婴幼儿积累初步的生活经验，为3—6岁幼儿提供更多观察、比较、分类、推理等思维训练的机会。

3. 语言发展

从0—3岁的简单语言输入（儿歌、轻柔对话），到3—6岁在幼儿园的故事讲述、小组讨论等活动，为婴幼儿创造丰富的语言环境，鼓励他们倾听和模仿。

对于0—3岁婴幼儿，注重亲子间的亲密交流和情感回应；3—6岁幼儿在幼儿园中则有更多与同伴和教师交流的机会，能促进语言表达的丰富和流畅。婴幼儿生活活动可以帮助0—3岁婴幼儿从咿呀学语到说出简单词汇和短句，支持3—6岁幼儿能够清晰表达自己的想法、感受，并进行简单的故事讲述和描述。

4. 社会情感发展

在0—3岁家庭养育中，建立安全、稳定和温暖的亲子依恋关系，让婴幼儿感受到被爱和被接纳；3—6岁在园期间，培养他们与同伴和教师的友好互动，学会分享、合作和关心他人。

引导0—3岁婴幼儿初步认识自己的情绪，3—6岁幼儿则能够更准确地表达和调节情绪，具备一定的挫折承受能力和情绪管理技巧。

对于0—3岁婴幼儿，注重家庭中的礼仪启蒙；3—6岁幼儿在幼儿园参与集体活动时，培养遵守规则、尊重他人和集体荣誉感等良好品德。

5. 生活自理能力培养

从0—3岁婴幼儿的自主进食尝试、学会用杯子喝水，到3—6岁幼儿熟练使用餐具、独立穿衣、整理个人物品等，逐步提高生活自理水平。培养0—3岁婴幼儿良好的卫生习惯，如饭前便后洗手；3—6岁幼儿则进一步强化卫生意识，如保持环境整洁、正确刷牙等。鼓励3—6岁在幼儿园的幼儿参与班级的日常劳动，如整理图书、摆放桌椅等，增强责任感和独立性。

（二）婴幼儿生活活动的意义

1. 奠定终身发展的坚实基础

婴幼儿时期是大脑和身体发育的关键阶段，生活活动中的丰富刺激和积极体验有助于神经元的快速连接和大脑结构的优化，为终身学习、思考和解决问题的能力打下生理基础。早期建立的良好生活习惯、健康的生活方式以及积极的学习态度，将伴随他们一生，成为应对未来各种挑战和机遇的重要资本。

2. 促进身心协调与全面发展

生活活动中的各种实践操作要求婴幼儿的身体动作与认知思维紧密配合，例如在3—6岁幼儿的搭积木活动中，不仅锻炼了手部精细动作，还需要空间想象和规划能力。这种身心的协同发展有助于培养婴幼儿的综合素养，使他们在身体发育的同时，智力、情感和社会交往能力也得到同步提升。

3. 塑造积极健康的人格品质

在充满关爱和支持的生活环境中成长，0—6岁婴幼儿能够形成自信、乐观、友善、坚韧等积极的人格特质，这些品质将成为他们未来人生道路上克服困难、实现自我价值的内在动力。成功的生活体验和积极的情感反馈能够增强婴幼儿的自我认同和自尊心，为其心理健康发展提供有力保障。

4. 增强适应社会环境的能力

参与多样化的生活活动，使婴幼儿接触到不同的人和事物，逐渐学会适应家庭、幼儿园和社区等各种社会环境的变化和要求。这有助于他们培养灵活应变的能力和良好的社会交往技巧，为顺利融入社会、建立良好的人际关系奠定基础。

5. 构建家园共育的教育生态

家庭和幼儿园在婴幼儿生活活动中扮演着不可或缺的角色，双方的密切合作和共同努力能够形成教育的合力。家庭为婴幼儿提供温暖的港湾和个性化的教育，幼儿园则提供集体生活的体验和更系统的教育指导，共同促进婴幼儿的全面健康成长。

项目小结

本项目主要介绍了婴幼儿生活照护的相关内容。学习该项目旨在让我们理解婴幼儿生活照护的概念、类型、生活活动的含义、目标及意义,同时树立正确的儿童观。婴幼儿生活照护是为0—6岁婴幼儿提供环境和物质条件,并给予精心照护,以促进其身心发育和独立生活能力的提升,具有重要的社会效益。照护分为三个阶段,婴儿期(0—1岁)发展迅速,依赖成人照护;较小婴幼儿期(13—36个月),体格和大脑发育减慢,重点培养生活能力和卫生习惯;学龄前幼儿期(3—6岁),科学管理膳食和照料一日生活至关重要。照护类型包括家庭、社会和机构提供的生活照护。家庭照护中,祖辈抚养可能存在问题,国家强调加强支持和指导。社会照护需建立健全育幼服务体系,加大社区支持力度。机构照护的保育机构有托育机构、早教中心和幼儿园,它们各自发挥着不同的作用。婴幼儿生活活动包括日常生活环节及幼儿园的各项生活环节,保育老师应关注婴幼儿需求,建立信任。婴幼儿生活活动目标包括建立生活制度、了解生活和卫生常识、掌握生活技能、养成良好生活态度。其意义在于促进婴幼儿全面发展、培养生活自理和劳动观念、养成良好生活和卫生习惯。总之,保育人员对婴幼儿的成长影响深远。通过学习本项目,我们能更清楚地了解婴幼儿生活照护的方方面面,为今后的实践工作奠定基础。

直通赛证

选择题

1.保育员热爱婴儿不是出于个人情绪的偏爱,不是自然的爱,而是理智的爱,即(　　)。

A.公平爱　　B.教育爱

C.平等爱　　D.公正爱

2.(　　)是对保育员的第一要求。

A.和蔼、亲切　　B.健康、乐观

C.耐心、细致　　D.公平、公正

3.婴幼儿进餐要求具有良好的物质环境,具体地说有(　　)。

A.场所适宜　　B.桌椅高低适合婴幼儿身材

C.餐具清洁　　D.食物色、香、味俱全

4.保育员在工作时，要做好两件事，一是培养婴幼儿的道德品质，二是(　　)。

A.增强婴幼儿道德认识　　B.落实婴幼儿道德行为

C.培养婴幼儿道德情感　　D.提高婴幼儿道德水平

实践实训

准备小黑板、马克笔，把学生分为4—6人一组，比赛抢答老师提出的相关问题，回答完整、快速组优胜。

项目评价

评价内容	自我评价			小组评价			教师评价		
	A	B	C	A	B	C	A	B	C
能清楚地说出婴幼儿生活照护的意义									
能清楚地说出婴幼儿生活照护不同年龄阶段的要求									
能清楚地说出婴幼儿生活照护的类型									
能清楚地说出婴幼儿生活活动的含义									
能清楚地说出婴幼儿生活活动的目标									
能清楚地说出婴幼儿生活活动的意义									
实训总分									

推荐阅读

[1][美]珍妮特·冈萨雷斯-米纳，黛安娜·温德尔·埃尔．婴幼儿及其照护者[M]．张和颐，张萌，冀巧玲，译．北京：商务印书馆，2023.

[2]崔玉涛．崔玉涛育儿百科[M]．北京：中信出版社，2019.

[3]尹亚楠，吴永和．蒙台梭利家庭方案(0～3岁)[M]．杭州：浙江科学技术出版社，2023.

模块二

0—3岁婴幼儿生活照护

项目二

0—3岁婴幼儿的喂养

学习目标

知识目标

1.掌握0—36个月婴幼儿的喂养方法。

2.掌握各月龄段婴幼儿的营养需求和食物特点。

能力目标

1.熟练制作0—3岁婴幼儿食物，并能科学指导和喂食婴幼儿。

2.能够根据0—3岁婴幼儿的膳食特点及膳食平衡原则，合理制定食谱。

职业素养目标

能够创设良好的进餐环境，培养婴幼儿良好的饮食习惯，树立科学育儿观。

学习重难点

学习重点

掌握0—3岁婴幼儿的喂养方法。

学习难点

能够根据0—3岁婴幼儿的膳食特点及膳食平衡原则，合理制定食谱，熟练制作婴幼儿食物，并能科学指导和喂食婴幼儿。

思维导图

- 0—3岁婴幼儿的喂养
  - 0—3岁婴幼儿消化系统的特点和食物
    - 婴幼儿消化系统的特点
    - 婴幼儿食物
  - 0—3岁婴幼儿喂养方式
    - 乳类喂养
    - 辅食添加与制作
  - 0—3岁婴幼儿饮食习惯培养
    - 合理膳食制度
    - 婴幼儿饮食习惯培养
    - 保育老师的行为要求

任务一

0—3岁婴幼儿消化系统的特点和食物

案例引入

5个月的小小是全母乳喂养的宝宝。妈妈由于产假结束要上班了，就将小小送到了早托中心，同时决定给小小断奶。但是小小不愿意用奶瓶喝奶，遇到奶瓶就哭，连续两天没有喝奶，只吃了少许辅食。小小妈妈和保育老师都特别担心她的营养不够。保育老师在安抚小小妈妈的同时，不断向小小妈妈了解孩子的生活和饮食习惯，尝试引导孩子正确进餐。

工作表单

工作表单1

思考：针对以上问题，小小妈妈和保育老师应该怎么做会更好？

工作表单 2

思考总结

婴幼儿消化系统的特点有哪些?

消化器官	特点

工作表单 3

小组讨论

婴幼儿的食物有哪些?你认为它们的优、缺点各是什么?

婴幼儿食物	优点	缺点

学习支持

一、婴幼儿消化系统的特点

消化系统指包括口腔到肠的整个管腔和肝脏、胰脏等消化器官和消化腺，负责营养消化、吸收、转运等。婴幼儿的消化系统和其他年龄阶段人群的消化系统有着不一样的特点。

（一）唾液腺

新生儿的唾液腺发育不完善，唾液分泌较少，口腔黏膜比较干燥，易受损伤和细菌感染。婴儿在3个月左右，唾液分泌开始增加，但唾液淀粉酶含量不足，不宜食用淀粉类食物。婴儿到了5个月左右，唾液明显增多。婴幼儿口腔较小，口底浅，不能及时吞咽所分泌的全部唾液，4—18个月常出现生理性流涎。

（二）吸吮吞咽功能

一般情况下，婴儿出生时已具有较好的吸吮吞咽功能，早产儿和一些有严重疾病的新生儿吸吮吞咽功能则较差。

（三）食管

食管的主要功能是推进食物和液体由口入胃和防止吞咽期间胃内容物反流。新生儿和婴儿的食管呈漏斗状，黏膜纤弱，腺体缺乏，弹力组织及肌层尚不发达，食管下段贲门括约肌发育不成熟，控制能力差，常发生胃食管反流，绝大多数在8—10个月时症状消失。

（四）胃

（1）新生儿胃容量小，出生时容量约为5—15 mL，15天后约为60—100 mL，后随年龄增长而增大，1—3个月时胃容量为80—160 mL，6—12个月时胃容量为180—250 mL。因此，新生儿喂食应当少量多次，喂食的次数应较年长儿多。

婴儿参考胃容量见表2-1-1。

表 2-1-1 婴儿参考胃容量

月龄	参考胃容量/mL
0—2周	30—60
2周—2个月	60—100
1—2个月	80—120
2—3个月	120—160
3—4个月	150—180
4—5个月	150—200
5—6个月	180—200
6—12个月	180—250

(2)新生儿消化功能差。新生儿胃分泌的各种消化酶和盐酸少,酶活力低,所以消化功能差,容易出现溢奶和呕吐。

(3)婴儿胃呈水平位,胃的平滑肌发育不完善,易发生胃扩张。由于贲门肌张力低,幽门括约肌发育较好,自主神经调节差,故易引起幽门痉挛并出现呕吐。

(4)胃黏膜血管丰富,腺体少,分泌盐酸、胃蛋白酶和其他各种酶,易发生消化不良。

(五)肠

(1)新生儿的肠管总长度等于身长的8倍,婴儿肠管总长度相当于身长的6倍,有利于吸收。

(2)婴儿的月龄越小结肠相对越短,不利于吸收水分而使粪便不成形,排出快。所以小婴儿大便次数相对多一些,不成形的情况多一些。

(3)婴儿肠黏膜薄嫩,所以通透性好,屏障功能差。

(六)肝

(1)月龄越小的婴儿,肝脏相对越大。

(2)肝细胞发育不完善,肝功能不成熟。

(3)婴儿胆汁分泌少,影响脂肪吸收,消化不好。

(4)新生儿的肝脏酶系统没有完全发育成熟,可能发生一些病理现象。

(七)胰腺

新生儿和小婴儿的胰蛋白酶、胰脂肪酶、胰淀粉酶这三种胰腺酶的活性都很低,对蛋白质、脂肪的消化吸收功能都不完善,容易发生消化不良。

(八)肾

婴儿在出生后几个月,肾小管逐渐增长后才具有重吸收能力,但因发育尚未完善,肾小球的滤过能力较弱,对营养物质代谢后产生的废物的处理能力也较弱。婴儿肾小管相对较短,功能不足,排钠能力较弱,钠的慢性滞留会引起水肿,如果过早摄入食盐,蓄于体内会增加成年后患高血压的风险。所以,12个月内的婴儿辅食不加盐。

(九)消化酶

小于4月龄的婴儿唾液腺分泌功能较弱,唾液分泌量甚少,唾液淀粉酶活力很低,在肠腔内除胰淀粉酶外其他消化酶均已具备。此阶段的婴儿除了对母乳中的蛋白质、脂肪消化能力较好外,对淀粉类食物及其他动物乳类的消化能力相对较弱。婴儿天生就具备吸吮母乳的能力,所以,母乳喂养是最适合婴儿的喂养方式。此外,新生婴儿肝脏中酶活性较低,葡萄糖醛酸转换酶的活力不足,可能发生生理性黄疸。

(十)肠道细菌

在母体内,胎儿的肠道是基本无菌的,出生后数小时细菌即从空气、奶头、用具等经口、鼻、肛门入侵至肠道;一般情况下胃内几乎无菌,十二指肠和上部小肠也较少,结肠和直肠细菌最多。肠道菌群受食物成分影响,单纯母乳喂养儿以双歧杆菌占绝对优势;人工喂养儿和混合喂养儿肠内的大肠杆菌、嗜酸杆菌、双歧杆菌及肠球菌所占比例几乎相等。正常肠道菌群对侵入肠道的致病菌有一定的拮抗作用。消化功能紊乱时,肠道细菌大量繁殖可进入小肠甚至胃内而致病。

二、婴幼儿食物

（一）母乳

母乳是新生儿最主要的营养物质来源，是婴儿成长最自然、最安全、最完整的天然食物。母乳含有乳铁蛋白、碳水化合物、蛋白质、脂肪、维生素、矿物质、脂肪酸和牛磺酸等。母乳按照产后时间可以分成初乳、过渡乳、成熟乳和晚期乳。

（1）初乳是产妇分娩后一周内分泌的乳汁，呈淡黄色，黏稠。初乳含有丰富的抗体。初乳中还含有乳铁蛋白，具有减弱细菌活动和消灭细菌的作用；含有溶菌酶，具有阻止细菌、病菌侵入机体的功能；含有双歧增殖因子，婴儿摄入后能促进肠道内双歧杆菌等有益菌群的生长，可调节肠道功能，促进营养被更好地吸收。

（2）过渡乳，即产后1—2周分泌的乳汁。过渡乳中的蛋白质较初乳少，脂肪和乳糖较初乳多。

（3）成熟乳，即生产3周后分泌的乳汁，脂肪含量高，有利于新生儿的脑部发育。

（4）晚期乳，即产后9个月以后分泌的乳汁。晚期乳的各个成分含量有所下降，分泌量少。

母乳的功效：①供给婴儿身体热量；②满足婴儿脑部发育所需的脂肪；③含有丰富的钙和磷，能促进婴儿生长；④含有的免疫球蛋白可以有效预防及保护婴儿免于感染和防止慢性病的发生；⑤含有的比非得因子和寡糖可以抑制肠道病菌增生，帮助消化；⑥哺喂母乳的亲密接触和亲子关系可刺激婴儿脑部及心智发育。

（二）代乳品

1. 婴儿配方奶粉

配方奶粉以牛乳为基质，分别添加了乳清粉，植物油或大豆、饴糖等，同时，在生产过程中加入微量元素（铁、钙、磷、锌等）及各种维生素（维生素B_1、维生素B_2、维生素B_6、维生素C）等。有的婴儿配方奶粉中还加有核苷酸、β-胡萝卜素、牛磺酸及不饱和脂肪酸。其营养成分接近母乳，容易消化吸收。对于牛奶过敏的婴儿，可选用以大豆蛋白为基质的婴儿配方奶粉。

2. 鲜牛奶

鲜牛奶中的白蛋白与酪蛋白比例不适当，酪蛋白含量高，在胃内不易消化；钙磷比例不合适，乳糖量少，铁吸收率低于母乳。因此，给婴儿喂牛奶时不能直接喂鲜牛奶,需要经过稀释、煮沸、加糖三个步骤来调整。

(1)稀释。牛乳与开水的比例:出生后1—2周的婴儿先用2∶1的牛奶与开水比例进行调配,以后按照3∶1至4∶1比例逐渐增加牛奶的浓度,到满月后,如果婴儿消化功能好,大便正常,才可以吃全奶。

(2)煮沸。高温消毒可以杀死鲜牛奶中的微生物,有利于婴儿健康,同时也能改变蛋白质性质,有利于婴儿消化吸收。一般煮沸3—5分钟,或装入奶瓶蒸。

(3)加糖。由于鲜牛奶中乳糖含量较母乳低,加之稀释使其糖分不足,提供的热量也不够,因此,必须在牛奶中加入糖,一般可加5%—8%的糖进行补充。

3. 羊奶

羊奶的成分与牛奶相似,同牛奶相比,羊奶酪蛋白含量低,乳清蛋白质比牛奶高10%,其蛋白质氨基酸组成与母乳相近。

羊奶中小而软的凝奶颗粒,比牛奶更小的脂肪球,使之更容易被消化吸收。丰富的矿物质、微量元素和维生素等可完全满足婴幼儿生长发育的营养需要。羊奶中含有较多的免疫球蛋白,可提高婴幼儿免疫力和抗病力。羊奶的核酸比牛奶、母乳含量都高,对婴幼儿大脑发育十分有益。羊奶中的上皮细胞生长因子还是婴儿胃肠及肝脏等器官发育的重要因子。尤其是羊奶不含变应原,更是对牛奶蛋白不耐受婴儿的最好选择。而由于母山羊很少患结核,饮用其奶更安全。

羊奶虽不像牛奶可能含有牛型结核杆菌,但应预防感染布氏杆菌,需认真煮沸消毒灭菌。羊奶中缺乏叶酸及维生素B_{12},婴幼儿长期喝羊奶可发生大细胞性贫血,故应及时添加辅食,以补充叶酸及维生素B_{12}。

4. 豆浆

豆浆是用大豆制成的,大豆中有大量大豆蛋白和维生素B,在大豆蛋白中含有人体所必需的各种氨基酸,其含量与牛奶、鸡蛋白的含量差不多。每500 g豆浆加食盐0.5 g,乳酸钙1.5 g,淀粉10 g,糖30 g。这种豆浆含蛋白质3.5%,碳水化合物9%,脂肪含量低,必须另加植物油或鱼肝油补充,钙量虽经补充,但含量仍嫌不足。总的来说,这种豆浆的营养价值不如牛奶或羊奶,但在缺乏母乳又无条件取得动物奶的情况下,豆浆就是婴儿最好的食品。

(三)转换食物

母乳是婴儿最营养、最天然的食物，正常情况下，母乳可以满足6个月以下婴儿所需的全部营养，满足6—12个月婴儿一半以上的营养需求，还可以提供1—2岁幼儿所需营养的1／3。6个月后，婴儿的主食开始转换为包括淀粉类、蛋类、肉类、豆类、谷物类、果蔬类、海藻类等食物。其中淀粉类食物有米粉、稠粥、面条等；肉类包括禽肉类和畜肉类，有鸡肉、鸭肉、猪肉、牛肉、羊肉、鱼、动物肝脏、动物血等；果蔬类包括当季水果和蔬菜等。

食物的性状和质地也按照婴儿月龄的增加而变化。6—8个月婴儿的食物为泥糊状，能用舌头压碎。9—12个月婴儿的食物呈碎块状，可用牙床压碎。13—18个月婴儿的食物可以是碎块状的肉、菜和软饭。19—24个月的婴儿食物可以为略微切碎的家常饭菜。

任务二

0—3岁婴幼儿喂养方式

案例引入

1岁的小悦悦是个活泼可爱的宝宝，一直以来主要依靠配方奶粉获取营养。然而，最近小悦悦却频繁出现健康问题，让家人十分担忧。小悦悦的父母觉得她已经长大点了，需要的营养更多了，于是在冲调奶粉时冲得浓一些，没有严格按照奶粉包装上的说明进行操作，他们觉得这样能让小悦悦吸收更多的营养。按这样的冲调方式喂养奶粉后，小悦悦开始出现便秘、腹胀的症状，胃口也变得越来越差，原本胖乎乎的小脸逐渐消瘦，排尿次数也明显减少了。因为身体的不适，小悦悦变得烦躁不安，经常哭闹，睡眠质量也大幅下降。家长发现小悦悦的异常后，赶紧带她去医院检查。医生了解情况后，指出是因为奶粉冲调不当导致的这些问题，并给小悦悦制订了合理的饮食调整方案。经过一段时间的精心护理和调整，小悦悦的身体状况逐渐恢复，又重新变回了那个活泼可爱的宝宝。

工作表单

工作表单1

思考：上述案例中小悦悦的健康问题是什么原因导致的？给婴幼儿冲调配方奶粉时有哪些注意事项？

工作表单2

思考总结

婴幼儿的喂养方式有哪几种？各自的特点是什么？

喂养方式	特点

工作表单3

小组讨论

母乳喂养、人工喂养和混合喂养的优、缺点各是什么？

喂养方式	优点	缺点

学习支持

一、乳类喂养

(一)母乳喂养

1.喂养要求

(1)喂养时间宜早,生产后半小时就可以开始。母乳以“按需喂养”为原则,坚持昼夜哺喂,不限制喂奶时间和次数,频繁吸吮,促进刺激乳汁分泌。2—7天的新生儿需要1—2小时喂一次,间隔不超过3小时。

(2)喂前用温开水湿润和清洁乳头,并刺激射乳反射。

(3)先吸空一侧乳房,再吸空另外一侧。

(4)在喂完以后注意把婴儿的头竖起来,轻轻拍拍背,促使打嗝。

(5)母亲有慢性病或传染病不要喂奶。

2.物品准备

(1)准备吸汗、宽松的衣服,没有塑料托的乳期乳罩,内衬是柔软、清洁、干燥的棉织品,便于随时吸收溢出的乳汁。

(2)准备专用的毛巾、水盆以便擦洗,母婴用品要绝对分开使用,以免交叉感染。

(3)准备一把稍矮的椅子供妈妈哺乳时用;备好吸奶器吸出剩余奶汁,防止产妇患乳腺炎。

3.判断母乳是否充足的指标

(1)喂奶时伴随婴儿的吸吮动作有无“咕噜咕噜”的吞咽声。

(2)哺乳时母亲有下乳感,哺乳后乳房变柔软。

(3)婴儿感到满足,表情快乐,反应灵敏,入睡时安静、踏实。

(4)婴儿每天换尿布6—12次,大便每天2—4次,呈金黄色糊状。

(5)婴儿体重平均每周增加150 g,满月时共增加600 g以上。

4.喂乳姿势

(1)摇篮式哺乳(见图2-2-1):妈妈坐在高度适中软硬适宜、直背、没有把手的座椅上,放松背部和双肩,也可在脚下垫个小凳,帮助保持体位舒适。再把婴儿放在妈妈胸前，躺在臂弯里，鼻尖对准乳头，下颌贴乳房，胸贴胸，腹贴腹。

（2）侧卧式哺乳（见图2-2-2）：妈妈可采取侧卧的方法哺喂婴儿，但一定要保持清醒，以免压伤婴儿，防止乳房挡住婴儿口鼻，造成婴儿窒息。婴儿侧卧到妈妈胸前，身体相贴，妈妈用手掌托住婴儿的颈背部，使婴儿的头朝向乳房，嘴和乳头处于同一水平位置。这种体位适合夜间哺乳，也适合剖宫产手术的妈妈。

（3）橄榄球式哺乳（见图2-2-3）：妈妈坐在靠背椅上，肩部紧靠椅背两腿自然下垂到地面。婴儿在妈妈腋下，妈妈用前臂、手掌及手指托住新生儿，使新生儿头部与身体保持一线，身体转向并贴近妈妈，面向乳房，鼻尖对准乳头。同时，妈妈另一手呈“C”字形托起乳房，或食指与中指呈“剪刀状”夹住乳头根部（乳汁喷流过急时采用）。妈妈哺乳侧怀抱新生儿的手臂下垫一软枕。这种体位适合新生儿、困倦或焦虑的婴儿以及剖宫产手术的妈妈。

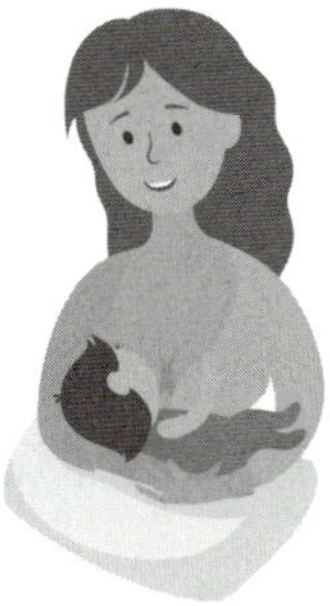

图2-2-1　摇篮式

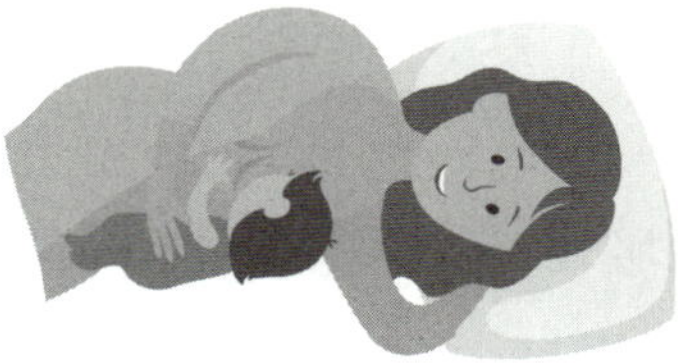

图2-2-2　侧卧式

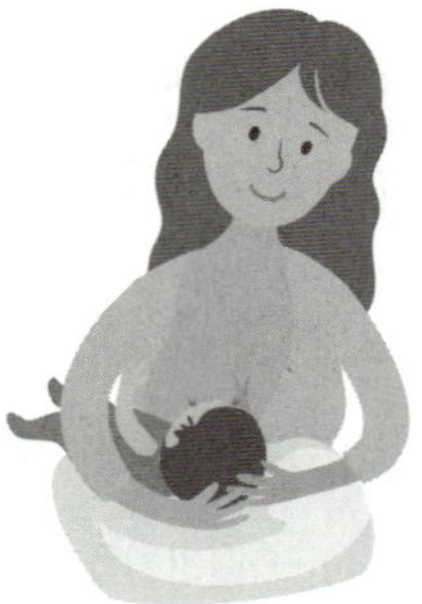

图2-2-3　橄榄球式

5. 母乳喂养含接步骤

母乳喂养正确含接五步骤：刺激—张嘴—含乳—吸吮—离开。

（1）刺激：哺乳时母亲将拇指放在乳房上方，其余四指放于乳房下，呈“C”字形托起乳房。先用乳头触及婴儿嘴唇，使其贴近婴儿的嘴。

（2）张嘴：在婴儿张大嘴，像打哈欠一样向外伸展舌头的一瞬间，将婴儿进一步贴近乳房。

（3）含乳：顺势将乳头送入婴儿口中，让婴儿含住乳头和大部分乳晕。

（4）吸吮：吸吮时面颊鼓起，下嘴唇外翻，能看见婴儿吞咽动作或听见吞咽声。

（5）离开：轻按婴儿的嘴唇下方，温柔中止哺乳。

（二）人工喂养

如果母乳确实分泌很少，或因疾病及其他原因不能用母乳喂养，而完全用其他乳类或代乳品喂养婴儿时，称为人工喂养。在没有母乳的情况下，配方乳喂养是较好的选择，特别是母乳化的配方乳。

1. 冲泡配方奶粉注意事项

（1）冲泡配方奶粉的水：我们提倡用煮沸后放凉的自来水。

（2）冲泡配方奶粉的量：婴儿的毛细血管很嫩弱，奶粉浓度过高，幼儿饮用后，会使血管壁压力增加，导致出血。如经常给婴儿喝过浓奶粉，可能会导致婴儿毛细血管破裂出血，出血多了会影响婴儿智力发育。奶粉冲得太稀也不行，会导致蛋白质含量不足，同样也会引起营养不良。

（3）冲泡配方奶粉的水温：泡奶最适宜的水温是40—50 ℃。开水的水温很高，冲调奶粉时，会使奶粉中的乳清蛋白产生凝块，影响婴儿的消化吸收。另外，某些对热敏感的维生素也会被破坏，特别是有的奶粉中添加的免疫活性物质。

（4）转换配方奶粉：在换奶粉的初期，必须两种奶粉混合吃，无论是由一种牌子换到另一种牌子，或是由一个阶段换到另一个阶段（即使品牌相同）。

（5）配方奶存放：泡好的奶粉在未吃过的情况下，常温存放不能超过2小时（暖奶器里的温度一定是超过常温的），若放在冰箱冷藏，则不能超过24小时。

2. 物品准备

（1）家庭必备的喂哺用品种类、规格和要求，见表2-2-1。

表2-2-1　喂哺用品

序号	用品名称	数量	规格要求和用途
1	奶瓶	3—4个	150—250 mL、宽口径，用于喂奶
2	奶瓶	2个	120 mL、标准口径，用于喝水、果汁
3	奶嘴	6个	使用3个月后应更换新的奶嘴
4	奶瓶消毒锅	1个	水煮式、蒸汽式或微波式
5	奶瓶刷	1个	用于清洗奶瓶及奶嘴
6	奶瓶保温桶	1个	外出时方便携带，用于保温
7	奶瓶加热器	1个	暂时保温，但不超过1小时
8	果汁压榨器	1个	制作果汁
9	奶粉	2—3罐	婴儿的主要食物

（2）奶瓶要求：奶瓶瓶身透明度好，没有太多的图案和色彩，没有异味，硬度高，易清洗消毒，最好选用玻璃奶瓶。

（3）奶嘴型号要求：奶嘴孔的大小要根据婴儿的月龄选择适合的奶嘴。新生儿使用SS号，随着月龄的增加逐渐改为S号、M号和L号。

3. 冲泡奶粉

（1）用开水再次冲洗已经消毒好的奶瓶和奶嘴，将开水直接倒在奶瓶、奶嘴及刮刀上，然后将手洗净，将奶瓶、奶嘴晾干，并用纸巾擦干刮刀。

微视频：
奶粉冲调、喂奶、拍嗝

（2）按奶粉罐上的说明，把温度适宜的水倒入奶瓶中至合适的刻度，将奶瓶拿到与眼睛平行的高度，观察水量与需调配的乳汁浓度是否符合。

（3）打开奶粉罐，用其内的特殊量匙取出奶粉，每一量匙的奶粉都用刮刀的刀背刮平，注意量匙中的奶粉，不要堆高，也不要压紧。

（4）严格按照奶粉罐上的说明，将量匙中的奶粉倒入已装好水的奶瓶中。

（5）把胶盖和胶垫圈装到奶瓶上旋紧，使奶瓶密闭后，再摇动奶瓶，使奶粉与水充分混合。

4. 喂奶

（1）冲泡好奶粉后，将奶瓶倒置，检查奶的流速，每秒钟流出2—3滴即为正常。

（2）倒几滴在手腕内侧，检查奶的温度，微温为宜。

（3）将瓶盖松开少许，当婴儿吸奶时，空气可进入瓶里，奶瓶才不会瘪。

（4）婴儿出生后的前10天左右，要唤起婴儿的吸吮反射，摸他靠近你身体一侧的脸颊，观察他是否会转过头并张开嘴。如果没有，在奶嘴上滴几滴奶，再去接触他的嘴唇，让他尝到味道。

（5）喂奶时，大人要倾斜着拿稳奶瓶，让奶嘴充满奶液而不是空气。

（6）喂完奶后，要把婴儿抱直，轻拍后背让婴儿打嗝，排出空气，以免吐奶。

5. 清洁奶具

（1）用奶瓶刷充分刷洗奶瓶内、瓶颈、奶嘴和螺旋处。

（2）消毒。如果是玻璃奶瓶，将奶瓶放入未煮沸的水中。如果是PC材质的奶瓶，则放进煮沸的水中。

（3）15—20分钟后，将奶嘴、奶盖一起放进去煮沸。

（4）5分钟后关火，取出奶具，放在干净的器皿上晾干，盖上纱布。

（三）混合喂养

混合喂养是在确定母乳不足的情况下，以其他乳类或代乳品来补充喂养婴儿。混合喂养虽然不如母乳喂养好，但在一定程度上能保证母亲的乳房能按时受到婴儿吸吮的刺激，从而维持乳汁的正常分泌，婴儿每天能吃到2—3次母乳，对婴儿的健康有很多好处。混合喂养包括补授法和代授法。

1. 补授法

补授法是先母乳，接着补喂一定量的代乳品，适用于6个月以前的婴儿。其特点是婴儿先吸吮母乳，使母亲乳房按时受到刺激，保持乳汁的分泌。

2. 代授法

代授法是一次喂母乳，一次喂代乳品，轮换间隔喂食，适合于6个月以后的婴儿。这种喂法容易使母乳减少，逐渐地用牛奶、代乳品、稀饭、烂面条代替，可培养婴儿的咀嚼习惯，为以后断奶做好准备。

混合喂养不论采取哪种方法，每天一定要让婴儿定时吸吮母乳，补授或代授的奶量及食物量要足，并且要注意卫生。

二、辅食添加与制作

（一）辅食添加的原则

1. 辅食添加时间

纯母乳喂养到6月龄，且在婴儿健康时添加辅食。婴儿进餐时间应逐渐与家人一日三餐时间一致。同时，继续母乳喂养，建议持续到2岁及以上。

2. 种类添加

种类由单一到多样，每次只添加一种新的食物，添加量由少到多。每引入一种新的食物应适应3—5天，观察是否出现呕吐、腹泻、皮疹等不良反应，适应一种食物后再添加其他新的食物。逐渐增加辅食种类，在淀粉类（谷物、薯类）、肉类、奶类、蛋类、富含维生素A的蔬果类、其他蔬果类、豆类及豆制品等七类常见食物中，逐步达到每天摄入四类及以上。

3. 量的添加

添加量由少到多，按需添加，关注婴儿的饥饿和饱足反应。

4. 辅食性状要求

辅食性状和质地应由稀到稠、由细到粗，从肉泥、菜泥等泥糊状食物开始，逐步增加食物硬度和颗粒大小，过渡到肉末、碎菜等半固体或固体食物。

（二）辅食制作

1. 辅食制作要求

（1）原料要求：婴儿辅食添加所使用的食品和原料应符合相应的食品安全标准和相关规定，应新鲜、优质和无污染，应保证婴儿安全，满足营养需要。

（2）卫生要求：制作辅食的餐具应保持清洁；制作过程应始终保持清洁卫生和生熟分开；辅食应煮熟、煮透；水果等生吃的食物要清洗干净；辅食应现做现吃，制作好的辅食应及时食用，如未及时食用应妥善保存，尽早食用。

（3）调味品要求：辅食应保持原味，婴儿食物不宜添加盐、糖及刺激性调味品。

（4）烹调要求：蔬菜应先洗后切。烹调以蒸煮为主，尽量减少煎、炸的烹调方法。

2. 物品准备

（1）烹饪用具。清洁的厨具等。

（2）食材准备。原料新鲜，冷藏食物不超过24小时。

（3）食品卫生。清洁双手，洗净食材，保持厨房清洁。

（4）婴儿餐具（见图2-2-4）。带把手的杯子，平底的碗，轻便、勺头圆钝、光滑、有特殊的勺柄（如环形的、曲形手柄）的勺子，等等。

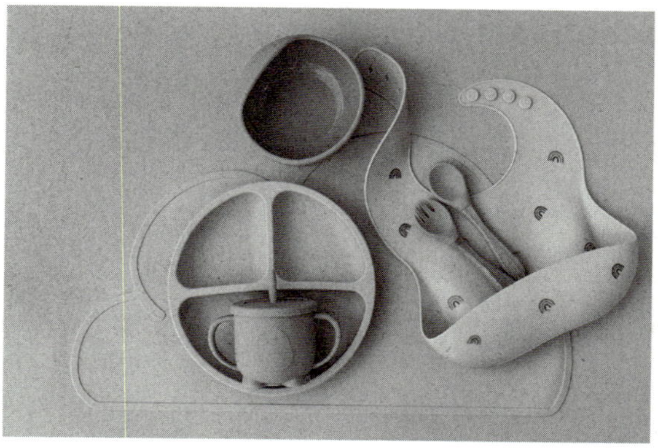

图2-2-4　婴儿餐具

(5)单独制作。细烂、清淡,不应与成人食品一起制作。

3. 制作辅食——鸡蛋羹

鸡蛋羹制作要求:婴儿吃蛋要从蛋黄吃起,逐步能吃整只鸡蛋,再在鸡蛋羹中,加入虾蓉、鱼肉末、瘦肉末、蔬菜末或豆腐泥,制成口味不同的鸡蛋羹。

(1)打破鸡蛋,取出蛋黄。

(2)用筷子打匀。

(3)加入差不多等量的凉开水。

(4)将调好的鸡蛋羹上锅蒸5—7分钟,就基本熟了。

4. 喂食

(1)准备少量制作好的食物。

(2)用微笑的表情和鼓励的话语与婴儿交流,让婴儿愉悦进食。

(3)让婴儿坐在专门的婴儿椅或是成人的大腿上。

(4)用婴儿的专用勺子把少量的食物放在婴儿嘴唇之间,不要将勺子用力往婴儿嘴里塞。

(5)每喂一勺,应给婴儿留下足够的咀嚼和吞咽时间。

(6)把头转开、闭上嘴巴或移开身子,是婴儿吃饱了的表现。

(三)喝水指导

世界卫生组织以及美国儿科学会均不建议给6个月以内的婴儿额外补充水分,除非有后面四种情况,可以在两次喂奶之间给宝宝用勺子小口喂10—30 mL的水。这四种情况分别是:

(1)高热的时候,补充水分,利于温度的退去。

(2)腹泻、呕吐的时候,要注意水分补充,避免电解质紊乱。

(3)夏季高温出汗比较多的时候,补充水分。

(4)在没有吃任何药物的前提下,尿液明显变黄的时候。

任务三

0—3岁婴幼儿饮食习惯培养

案例引入

乐乐在家吃饭令全家人头疼不已。奶奶总是端着碗追着乐乐喂饭;爸爸看到乐乐不想吃饭,总是掏出手机播放动画片让乐乐边看,边让妈妈喂饭。眼看两岁半了,乐乐还不会使用餐具,食欲也差,长得瘦小,乐乐的家长非常着急……

工作表单

工作表单1

思考:乐乐的问题根源是什么?家人的做法是否正确?如何帮助乐乐家人呢?

工作表单2

思考总结

婴幼儿进餐有哪些特点？

工作表单3

小组讨论

如何培养不同年龄阶段婴幼儿的良好饮食习惯？

年龄阶段	培养建议

学习支持

一、合理膳食制度

(一)婴幼儿的进餐特点

1.好奇心强,喜欢色彩鲜明和花样多变的食物

婴幼儿对食物的形状、色彩特别在意,对搭配美观、形状特别的食物很感兴趣。

2.喜欢用手拿着吃

猪肝、豆干等食物可以让婴幼儿直接拿在手里吃,他们会觉得像游戏一样很有趣。

3.喜欢刀工规则的食物

婴幼儿对木耳、黄花、紫菜、海带和某些水产品常常持怀疑态度,不愿尝试,不喜欢油腻、黏滑、酱糊糊的食物。

4.味觉灵敏

婴幼儿的味觉很灵敏,对食物的冷、热很敏感,尤其对热的食物。同时,对食物的酸、甜及异味反应也很明显。

5.大多不喜欢盛得过满的饭

婴幼儿看到盛得过满的饭会感到有些委屈,担心吃太慢或吃不完,更喜欢吃了又添,甚至会有骄傲感。

6.喜欢按固定不变的习惯进餐

如坚持使用固定颜色和形状的餐具,固定的座位等。

7.挑食的幼儿吃饭容易紧张

体弱,有偏食、挑食习惯的婴幼儿进餐时会更紧张,尤其遇到自己不喜欢的食物时,会悄悄用各种办法“消灭”食物,或者悄悄扔掉,或者悄悄装进口袋里。如果大人强迫婴幼儿吃掉,婴幼儿可能在情绪上难以接受,还会哭闹,心情紧张,会使交感神经过度兴奋,抑制胃肠蠕动,减少消化液的分泌,产生饱胀感。

(二)婴幼儿进餐环境要求

进餐环境的优劣直接影响婴幼儿的膳食质量。进餐环境包括物理环境和心理环境两方面。

1. 物理环境

(1)用餐地点应光线充足,空气流通,温度适宜。

(2)餐桌与食具清洁美观,大小适宜,室内布置优雅整洁。

(3)避免播放电视、广播等,可适当播放一些轻松、优美的音乐,避免环境嘈杂。

2. 心理环境

(1)营造温馨、轻松的就餐氛围,避免对婴幼儿过分关注。尤其是婴幼儿把餐桌或食物弄撒、弄脏时,不要随时提醒,更不可大声苛责。苛责一方面影响婴幼儿专注力,另一方面造成婴幼儿情绪低落,抑制消化腺,降低食欲。

(2)顺应婴幼儿进食需求,不强迫喂养。结合膳食安排及婴幼儿日常喂养情况,理解婴幼儿语言、肢体发出的进食信号,不强迫婴幼儿进食,使婴幼儿心情愉快。

(3)适当交流,行为示范。融知识教育、情感交流、行为与习惯训练为一体。

(三)膳食制度

1. 安排饮食

(1)每天可安排3餐主食、2—3次乳类与营养点心,餐间控制零食。

(2)为婴幼儿提供安全、营养、易于消化和美味的健康食物。

(3)允许婴幼儿决定进食量,规律进餐,让婴幼儿体验饥饿和饱足感。

2. 制定膳食制度

(1)早餐。①应给予质量好、热量高的食物。如保证供给一定量的牛奶、豆浆、鸡蛋、肉、豆制品、水果等。②不宜吃油腻食品。因早晨起来时,胃至少要半小时才能苏醒,同时唾液、胃液分泌较少。③早饭尽量让婴幼儿在家里吃。第一,能培养婴幼儿良好用餐习惯;第二,卫生安全;第三,能供给婴幼儿全面的营养素;第四,能保证婴幼儿热量的摄入。

(2)午餐。①午餐应是一天中最丰盛的。②保证有充足的肉、蛋及豆类等,让婴幼儿获得较高的能量和丰富的优质蛋白质及矿物质。③保证有充足的蔬菜,让婴幼儿获取丰富的维生素、矿物质、水及纤维素。

(3)晚餐。晚餐不应过于丰盛,以避免热量在体内积累造成肥胖。

二、婴幼儿饮食习惯培养

(一)婴幼儿良好饮食习惯培养的意义

1.均衡营养

在婴幼儿阶段,如对某些味道的食物产生偏见,或者对不健康的食品产生偏好,以后是很难改变的。因此,婴幼儿阶段养成良好的饮食习惯,对孩子的身体发育具有重要的意义。

2.保持食欲

(1)在相应的年龄阶段吃相应性状的食物。

(2)定时定点进餐,保持正餐和点心之间的时间间隔,不在餐前吃零食。

(3)养成婴幼儿专心吃饭的习惯。

(4)通过多样化的餐具或者用声音、动作等方式适当地引导婴幼儿意识到食物的重要性。

3.预防疾病

(1)定时定量、有规律地进餐。卫生清洁地进餐能够帮助儿童更好地消化吸收,避免胃肠痉挛、腹胀腹痛等疾病的发生。

(2)使用正确的方式方法进餐,包括恰当地使用餐具,能够有效帮助儿童的口腔肌肉以及相应器官的发育,进而能够避免儿童今后说话不清晰等情况的发生。

(3)用餐时婴幼儿在餐桌椅前保持正确的坐姿,不边玩边吃,不说笑打闹等,能有效避免气管进异物等意外事故发生。

4.增进健康

良好的饮食习惯不仅可以保证婴幼儿营养素的吸收,为其终身身体健康奠定基础,还对婴幼儿生长发育、智能开发,以及今后生活习惯的养成有着深远影响。

(二)培养婴幼儿良好饮食习惯

1. 6—8个月婴幼儿

(1)挑选适合的餐桌椅(见图2-3-1)。①尽量选择高度可调节的餐桌椅,以便跟成人就餐时的餐桌高度保持一致。②喂哺泥糊或碎末状固体食物时，尽可能地将婴幼儿置于安全、舒适的餐椅上，以保证其头部、躯干、双足都有很好的支撑，避免孩子因跑来跑去玩玩具、看电视等分散注意力。③使用合适的餐桌椅，能够保持孩子的双手自由活动，以便与喂养者有较好的互动交流。

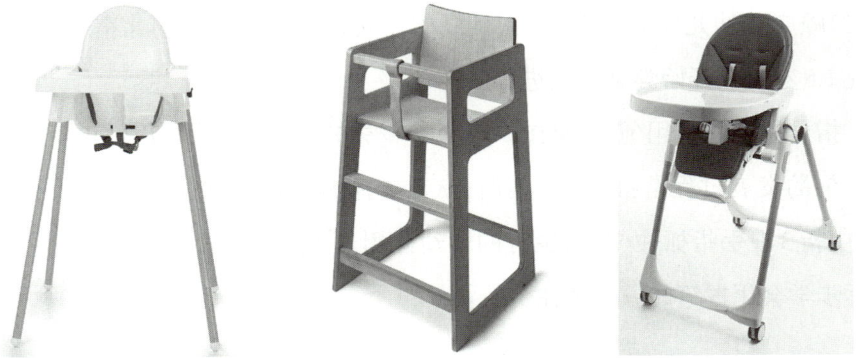

图2-3-1　婴幼儿餐桌椅

(2)引导咀嚼。①喂养者应积极响应婴幼儿的饥饱信号，并同时做出咀嚼的动作鼓励婴幼儿进食。②当婴幼儿拒绝新添加的食物时，不要强迫或制止其食用，应善于诱导，有时婴幼儿需要经过10—15次的尝试后才会接受一种新的食物。

(3)互动交流。喂食过程中，应与婴幼儿有充分的眼神交流和语言交流，以促进情感发展。

(4)清洁卫生。①制作食物以及喂养的过程中都应保证食物清洁卫生。②避免将接触过成人口腔唾液的食物喂哺给婴幼儿，以免将成人口腔内的细菌传播给婴幼儿引发疾病。

2. 9—12个月婴幼儿

(1)学习自我进食。①给婴幼儿提供用手抓食物的机会，鼓励其用小勺进食，不强求婴幼儿正确使用餐具，有助于婴幼儿尽快掌握独立进食技能，培养自信。②婴幼儿自主进食时，保育老师应给婴幼儿戴上围嘴，穿上防水罩衣，并容忍婴幼儿将饭菜撒落和杯盘狼藉。

(2)学习吞咽和咀嚼。9—11个月是培养孩子咀嚼功能发育的重要阶段，所以应引导婴幼儿尽可能咀嚼不同质地的食物，以帮助婴幼儿练习吞咽、咀嚼等能力。

(3)用勺进食。用勺进食是流质食物向固体食物转换的一种必要过渡进食方式，在婴儿9—10个月，就鼓励其学习手指抓食，以及用勺进食，积极参与进食过程。

(4)用杯喝水。引导婴幼儿使用吸管杯喝水。

3. 13—24个月婴幼儿

(1)烹制能够引起婴幼儿食欲并利于消化的食物。①选择新鲜的时令性蔬菜和水果。②烹调做到碎、细、烂、软、嫩。③做到花样繁多,色、香、味、形俱全。④严控高糖、高脂和冷饮食物的摄入。

(2)顺应婴幼儿发展需要,建立良好的进餐行为。随着婴幼儿精细动作发展,可在幼儿1.5岁左右开始尝试独立进餐。

①指导婴幼儿使用勺子(见图2-3-2)。1岁左右的婴幼儿可以尝试使用勺子。婴幼儿拿勺的发展过程是:1.5岁左右时,从上方抓握,用手掌整体抓住勺子;用大拇指、食指、中指3根手指抓住勺子,也有的婴幼儿用这3根手指从下方抓住勺子;2岁的婴幼儿逐步学会用握笔的方法抓住勺子。

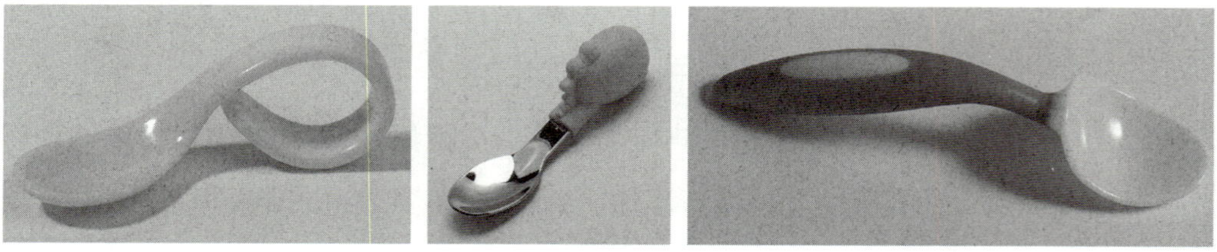

图2-3-2 婴幼儿训练勺

②进餐次数。保持合理的进餐次数与进食量。13—24个月的婴幼儿每天进餐次数建议5—6次,正餐乳类3—4次,加餐辅食2—3次,每餐间隔时间3—3.5小时。辅食量不宜过多,以免影响乳类的进食量。食物选择上以富含蛋白质、维生素和矿物质的食物为佳,如各类瘦肉、蛋类、新鲜的深绿色或红黄色的蔬菜和水果等。

(3)遵循良好饮食行为习惯培养原则,耐心引导婴幼儿良好的进食行为。

①鼓励婴幼儿独立进食。婴幼儿1岁左右,已经有了自己想要吃饭的意识,保育老师一定要珍视婴幼儿想进食的意愿,可采取少量多次的方式帮助婴幼儿学习喝水、吃饭、使用餐具。对于婴幼儿好的行为表现要立刻表扬鼓励,肯定婴幼儿积极的行为方式,可强化婴幼儿愉快的进餐意识和行为。不要因怕婴幼儿吃饭慢、撒饭就给其喂饭。

②循序渐进。在培养婴幼儿独立进食的过程中,保育老师要有耐心、信心和持之以恒的决心,坚持不懈,天天练、餐餐学,同时纠正其拿勺的姿势,不要因为怕他吃不饱、饭菜放凉,以及弄脏衣服而停止其学习用勺吃饭。

4. 25—36个月的婴幼儿

25—36个月的婴幼儿每天进餐次数建议4—5次，包括三餐两点，接近幼儿园的膳食安排。

（1）培养正确的用餐姿势。

①坐在椅子中间，挺直腰板稳稳坐好。

②一只手拿勺子，用不拿勺子的那只手扶着碗，防止滑落，两只胳膊自然放在桌子上。

③不要把肘部压着桌子，也不要用肚子抵着桌子。

④嘴里有食物时不要说话。

（2）正确指导婴幼儿使用勺子。

①保育老师可以拿着成人用的勺子坐在婴幼儿的旁边，用平行示范的方法，与婴幼儿同步动作，让婴幼儿观察保育老师的做法。

②告诉婴幼儿在舀取时，用另一只空着的手扶住碟、碗。

③当婴幼儿不能舀取时，保育老师应手把手地帮助婴幼儿舀。

④在练习时，婴幼儿无法顺利舀取很正常，保育老师辅助婴幼儿愉快地练习即可。

（3）正确指导婴幼儿使用碟、碗。

①用一只手拿勺子，另一只手扶碗。

②养成一手扶碗，一手拿勺，一口饭，一口菜的进餐习惯。

（4）建立良好的饮食习惯。

①定时进餐、做好餐前准备。饭前半小时保持婴幼儿安定愉快的情绪，进餐前提示婴幼儿如厕、洗手，知道洗完手后不再乱摸东西，安静坐好，等待吃饭。可以让婴幼儿协助成人摆放碗筷，增加进食的兴趣。

②培养婴幼儿专心进餐习惯。根据婴幼儿一日营养需求安排食量，养成定量饮食的习惯；婴幼儿某餐进食量较少时不要强迫进食，以免造成婴幼儿厌食。进餐时不能催促，要让婴幼儿细嚼慢咽；保持进餐卫生；要让婴幼儿咽下最后一口才能离开饭桌；注意饭后擦嘴和保持桌面干净。

③培养婴幼儿爱吃各种食物的习惯。应按食谱安排每日婴幼儿的饮食，尽可能根据当地的情况和季节选用多种食物，培养婴幼儿不挑食、不偏食的好习惯。进餐前，保育老师应给婴幼儿讲食谱，使婴幼儿获得粗浅的营养知识，增加进食的欲望；不管是在家还是在幼儿园，餐桌上特别可口的食物应根据进餐人数适当分配，培养婴幼

儿关心他人、不独自享用的好习惯;注意桌面清洁,餐具齐全、卫生,饭菜冷热适度。

④耐心培养婴幼儿独立进食的能力。在婴幼儿尚未完全掌握进餐的技能时,要耐心指导,鼓励婴幼儿自己吃完碗里的食物,对婴幼儿的进步要及时表扬,以增强其学习的积极性和自信心。25—36个月的婴幼儿应该学会使用餐具、餐巾,并能自己擦嘴、擦手。

三、保育老师的行为要求

(一)用餐前后

1.让婴幼儿充足活动,保证空腹

保育老师应注意调整婴幼儿的活动节奏,让婴幼儿充分进行户外活动和体育锻炼,保持空腹的状态才能有进食的欲望。体育锻炼和户外活动至少半小时后方能进食。

2.运用积极的语言暗示

进餐时可以对婴幼儿说一些激发其吃饭欲望的话语,如介绍描述菜品:"今天的饭闻起来真香啊! 今天吃什么好吃的啊? 红色的萝卜、绿色的黄瓜真好看!""我们一起把肚子吃得饱饱的。""哇! 好香啊! 看起来真好吃啊!"等等。婴幼儿年龄小、情绪易受感染,积极的语言暗示会起到事半功倍的效果,尤其是对待挑食、偏食的婴幼儿会起到积极的暗示作用。

3.转换婴幼儿的情绪

不要把婴幼儿活动中的浮躁情绪带到进餐中来,饭前留一些时间让婴幼儿做一些安静的活动,如果婴幼儿情绪低落要帮助其转换情绪,如和婴幼儿说说话、唱首欢快的歌,饭前不可批评婴幼儿,也不要勉强婴幼儿吃饭。

4.饭后引导婴幼儿做一些安静的活动

刚吃完饭后要避免剧烈运动,可以事先准备一些让婴幼儿安静活动的游戏,如看图书、搭积木或是组织婴幼儿散步等。

(二)进餐过程中

1.不强迫婴幼儿进食

婴幼儿正处于生长发育过程中,个体差异比较大,引导婴幼儿进餐时千万不能急

于求成，要根据每个婴幼儿的具体情况循序渐进。比起批评责备，夸奖和鼓励更能帮助孩子进步。

2. 做婴幼儿的榜样

吃饭时，保育老师可以和婴幼儿一起进餐，为婴幼儿树立榜样。对于年龄小的婴幼儿，添加辅食、练习咀嚼时，保育老师可以坐在他的对面；练习使用勺子、水杯、碟碗时，保育老师可以坐在他旁边。

3. 盛的饭量要适合婴幼儿的情况

可以少盛一些婴幼儿不喜欢吃的食物，并表扬婴幼儿全部吃完，这样可以增加婴幼儿的自信心。

4. 给婴幼儿提供一个安静的就餐环境

一个安静的就餐环境对于婴幼儿而言尤其重要，家人正常的交谈、轻松愉快的轻音乐等都有利于婴幼儿专心进餐。

项目小结

本项目主要聚焦于0—3岁婴幼儿的喂养，其学习重点涵盖了多个方面。首先，要了解婴幼儿消化系统的独特特点，以及母乳、代乳品和转换食物等不同食物的特点和作用。在喂养方式上，需掌握乳类喂养的各种方法，包括母乳喂养的具体要求和姿势指导、人工喂养的注意事项和操作流程，以及混合喂养的补授法和代授法。同时，要明确辅食添加的原则和制作要求，以及如何根据婴幼儿的情况进行合理的喝水指导。此外，培养婴幼儿良好的饮食习惯至关重要，这包括了解婴幼儿的进餐特点，营造适宜的进餐环境，制定合理的膳食制度。针对不同年龄段的婴幼儿，要有针对性地培养他们的饮食习惯，如引导婴幼儿咀嚼、学习自我进食、使用餐具等。保育老师在婴幼儿用餐前后和进餐过程中也需遵循一定的行为要求，如保证婴幼儿空腹、运用积极语言暗示、不强迫婴幼儿进食、为婴幼儿树立榜样等，以促进婴幼儿健康饮食习惯的养成。总之，项目二的学习重点旨在为婴幼儿提供科学、全面的喂养和饮食指导，确保他们的健康成长。

直通赛证

实操题

运用保育技能进行“双手清洗”“奶粉冲调”技能实操，考查选手婴幼儿生活照护的能力。时间7分钟。

（1）对双手进行清洗；为婴幼儿冲调配方奶粉。

（2）操作过程中可伴随必要、简洁的语言描述。

（3）赛项执委会提供物品见“竞赛环境”，选手自选。

实践实训

准备配方奶粉、奶瓶等配方奶粉冲调所用的物品。把学生分为4—6人一组，在实训室模拟为婴幼儿冲调奶粉全过程。

项目评价

序号	考核要求	评分标准	配分／分	学生自评	学生互评	教师检评	得分
1	时间要求	7分钟内完成实训	10				
2	过程要求	物品准备	10				
		环境准备	10				
		检测奶粉	10				
		幼儿评估	10				
		冲调奶粉	30				
3	准备要求	拿取实训所需的工具	5				
		工具摆放整齐有序	5				
4	结束要求	将实训工具有序放回原位	10				
实训总分			100	小组总得分			

推荐阅读

叶雪雯，郑穗谨．婴幼儿照护全书［M］．广州：暨南大学出版社，2021.

项目三

0—3岁婴幼儿睡眠照护

学习目标

知识目标

1. 理解0—3岁婴幼儿的睡眠特点和睡眠环境要求。

2. 理解、判断和评估婴幼儿睡眠情况的指标。

能力目标

能够创设、营造良好的睡眠环境，培养婴幼儿良好的睡眠习惯。

职业素养目标

增强职业责任感。

学习重难点

学习重点

理解并概括0—3岁婴幼儿的睡眠特点和睡眠环境要求。

学习难点

创设、营造良好的睡眠环境，培养婴幼儿良好的睡眠习惯。

思维导图

- 0—3岁婴幼儿睡眠照护
  - 睡眠照护
    - 婴幼儿睡眠认识
    - 婴幼儿睡眠环境
    - 照料婴幼儿入睡
    - 照护睡醒后的婴幼儿
  - 培养婴幼儿良好的睡眠习惯
    - 良好睡眠习惯对婴幼儿发展的作用
    - 影响婴幼儿睡眠的因素
    - 为婴幼儿创设舒适的睡眠环境
    - 培养婴幼儿良好的睡眠习惯

任务一

睡眠照护

案例引入

一家人喜得小宝，妈妈给小宝请了一位保育老师来指导大家照顾小宝。按照保育老师的指导要求，家人们每天会在小宝睡觉前检查房间的温度和湿度及床上用品，并把小宝床上的各种玩偶拿出来。但是小宝奶奶因为太喜欢小宝，给小宝放了很多他喜欢的玩具在床上陪小宝玩，总是不按保育老师的指导来做，觉得把小宝最喜欢的东西放在床上，小宝才能开心睡觉，醒来也不会哭闹。

工作表单

工作表单1

思考：你觉得小宝的奶奶做得对吗？为什么？

工作表单2

思考总结

不同年龄阶段婴幼儿的睡眠特点是什么?

年龄阶段	睡眠特点

工作表单3

小组讨论

针对不同年龄阶段的婴幼儿,如何进行睡眠照护?

年龄阶段	睡眠照护要点

学习支持

一、婴幼儿睡眠认识

(一)婴幼儿睡眠的意义

良好的睡眠对婴幼儿的健康成长来说至关重要。首先,睡眠是婴幼儿的生长激素等分泌的时间;其次,睡眠能够促进婴幼儿的中枢神经系统成熟,促进免疫和消化功能完善;再次,睡眠对脑成熟不足和脑损伤有重要的修复和康复作用;最后,部分睡眠异常表现会提示婴幼儿有脑发育不成熟或损伤的可能性,或是脑功能发育异常的早期表现或先兆,需要尽早干预。

(二)婴幼儿睡眠的特点

1. 0—6个月婴儿睡眠特点

(1)新生儿时期。新生儿的睡眠时间是所有阶段最长的,一天当中需要18个小时,每次长达40分钟左右。新生儿大多数时间都在睡眠当中度过,但每2个小时左右就会喝一次奶,此时的新生儿睡觉不会分白天和黑夜。

(2)1—3个月。1—3个月的婴儿每天的睡眠时间需要保持在16个小时左右,其中白天应该保持4次睡眠,每次睡眠需要长达1.5个小时左右,夜间需要保持11个小时的睡眠时间,通常婴儿在换完尿布或者吃奶之后都会进入睡眠。

(3)4—6个月。4—6个月的婴儿的睡眠时间应该保持在14个小时左右,一般在上午都会睡2个小时左右,下午睡3个小时左右。由于此时婴儿在白天的运动量随着年龄增加有所增加,所以在夜间需要保持婴儿充足的睡眠时间。

2. 7—12个月婴幼儿睡眠特点

7—12个月的婴儿的睡眠时间需要根据自身的身体发育情况来看,婴儿的睡眠质量也会因人而异。通常情况下,处于这个阶段的婴儿上午需要保证一次睡眠,下午也要保证一次睡眠,每次睡眠时间1个多小时。但需及时给婴儿更换尿布,以免造成睡眠不适。

3. 13—36个月婴幼儿睡眠特点

(1)睡眠总时长减少。与婴儿期相比,1岁以后的婴幼儿睡眠时间有所减少,一般在14小时左右，其中夜里10小时左右，到2岁后可能会减少到12—13小时左右。

(2)白天睡眠次数逐渐减少。不同婴幼儿白天小睡时间长短差别较大，有的婴幼儿可能在早晨小睡后到了下午又想睡，也有的婴幼儿可能第一次小睡的时间逐渐推后。但快到24个月时，基本可以一天只有一次小睡，一般在午后。这个阶段，应顺应婴幼儿小睡的变化，逐步养成小睡习惯。

(3)逐步开始害怕黑暗。一般2岁的婴幼儿，已经有了非常丰富的想象力。他们在做游戏时，会加进自己很多的想象，这也给晚上睡觉带来问题。因为多数婴幼儿对夜晚的恐惧都是由于黑暗造成的，他们会天马行空地随意想象床底下的魔鬼、幽灵般的黑影……他们已经开始慢慢认知这个世界，认为有坏蛋存在，有人想要伤害他们。严重的甚至会做噩梦或夜惊。

(4)个别婴幼儿可能出现睡眠倒退现象。婴幼儿到2岁以后，自我意识和独立意识逐步增强，同时也充满了好奇心。因此这个阶段的婴幼儿更喜欢晚睡、早起，他们害怕错过各种好玩、精彩的东西。有时又会害怕睡觉后自己被丢下，产生一定的分离焦虑，个别婴幼儿甚至完全没有午睡，晚上也不愿意上床睡觉。

(三)睡眠充足的表现

(1)清晨自己醒来，精神状态良好，可以主动关注外界的信息，愿意与成人沟通。

(2)精力充沛，活泼好动，食欲正常，能与成人互动。

(3)身高和体重按正常的生长速率增长。

二、婴幼儿睡眠环境

(一)睡眠环境要求

1.婴幼儿的卧室要求

向阳、通风、清洁、安静的房间，室温在18—22 ℃之间，相对湿度以50%—60%为佳。

2.婴幼儿床的要求

表面光滑，没有毛刺和突出物，软硬适度，以保证婴幼儿的脊柱正常发育。床栏杆之间的间距适当，保证婴幼儿的脚丫进不去，而小手又可伸缩自如，床栏最好高于66 cm，四角要比较光滑。

3. 床上用品要求

被盖柔软温暖，但不能盖得过厚，枕头的高度以3—4 cm为宜，长度应与婴幼儿肩同宽，枕头不能过硬，以免造成婴幼儿头颅变形。

（二）良好睡眠环境的营造

1. 保持合适的温度和湿度

新生儿期，居室温度不低于24 ℃，空气湿度保持为50%—60%。满月后，婴儿房间的温度控制在18—22 ℃，空气湿度保持在50%左右。

2. 保持清洁卫生

（1）开窗通风。每天定时开窗通风2—3次，每次10—15分钟。

（2）房间清扫。房间每天至少要打扫一遍，打扫的时候建议用湿布擦拭，包括地面、家具、窗台、窗户等。床单、被子等拿到门外用力抖一抖，及时更换尿湿或沾有便秽的床上用品。

3. 营造安静丰富的环境

（1）保持安静的环境。婴幼儿的居室应该尽可能减少客人来访频率，避免成人的大声喧哗。

（2）房间装饰。婴幼儿的房间色彩和图案要简洁、明亮，图案和色彩不要太繁杂。颜色应避免灰暗的色彩，可以选择明亮的黄色、蓝色、绿色等进行大面积装饰。

（3）地面要求。房间地面材料安全无毒而且易清洗，避免放置地毯，因地毯附着太多粉尘，易滋生细菌。

（4）光线要求。①安装窗帘。房间内加装窗帘，白天可避免阳光直射，晚上可增加婴幼儿的安全感。②光线要求。使用类似自然光的灯泡或是卤素灯照明，保持灯光柔和，不刺眼；白天睡觉时可以拉开窗帘，夜间不要持续亮灯。

4. 选择安全适宜的卧具

（1）婴幼儿的床。①床的放置。婴幼儿的床应紧挨着墙或离墙50 cm左右的地方放置，床下地面可铺上软垫。②床的结构。床板木条的间距不得大于0.5 cm或1 cm，且木条完好，不得有缺损或裂缝；床栏的高度至少要高于66 cm，并根据婴幼儿的年龄增长而变化其高度，可折叠的床栏在折叠时的高度也应高出被褥23 cm；床栏之间的距离不可过大，也不可过小，栏杆上可搭上厚布或棉被，防止栏杆夹住婴幼儿的小手小脚，又可防止婴幼儿的头撞到栏杆上或用嘴咬栏杆，出现危险。

（2）床上用品。床上用品以棉质品为佳，不要把布绒玩具、充气玩具放在婴儿床里，这些东西可能会挤压婴幼儿面部，使婴幼儿窒息，大一些的婴幼儿可能会借助这些东西爬到床外。

①床垫。应选择适合婴幼儿床的尺寸且稍硬的床垫。

②床单和毯子。床单和毯子应大到能塞进床垫，避免使用活动的塑料床垫罩或防水床单。

③被褥。被褥应选择柔软、通气、吸汗性好的材料，如浅色的全棉软布或全棉绒布做里，内衬新棉花。被褥的尺寸避免过长，应随着婴幼儿的生长适当加宽、加长。

④婴幼儿的枕头。刚出生的婴儿脊柱基本是直的或轻度向后突，平躺着睡觉时，背和后脑勺在同一平面，背部肌肉感觉松弛、舒适，因此没有必要使用枕头。3个月后的婴儿开始使用枕头，且枕头质地最好为棉质材料，枕头高度不超过5 cm。

三、照料婴幼儿入睡

（一）婴儿期入睡照护

1. 婴儿困倦的信号

婴儿困倦的信号有打哈欠、活动量减少、目光无神、疲倦、无缘无故吵闹等。

2. 常规的睡前活动

（1）让婴儿洗澡，洗澡可以使婴儿放松。

（2）在卧室给婴儿喂奶。

（3）把婴儿放入婴儿床，营造睡眠氛围。

3. 培养婴儿独自入睡

（1）婴儿的身体能量消耗到一定程度，自然会要求睡觉。

（2）当婴儿需要睡觉时，把婴儿放在床上，保持安静，过一会儿他就会睡着。

（3）如果暂时没有睡着，让他睁着眼睛躺在床上，不要逗他，保持室内安静，过不了多久，也会自然入睡。

4. 帮助婴儿采用仰卧位姿势入睡

在巡视婴儿睡觉的过程中检查并调整婴儿的睡姿，保持仰卧位睡姿入睡。

5. 注意观察婴儿睡眠状态，减少抱睡、摇睡等安抚方式

（1）检查开窗情况，既要保证室内空气新鲜，又要避免对流风吹到婴儿。

（2）为踢被子的婴儿盖好被子。

（3）用轻柔的语言提示，以温柔的动作帮助婴儿保持正确的睡姿。

（4）观察婴幼儿面色、呼吸，如发现婴幼儿高烧、惊厥、腹痛等现象，应及时采取恰当的处理方式，并及时就诊。

（5）婴幼儿做噩梦哭喊时，应迅速赶到他身边，用轻柔的语言亲切地抚慰或者帮他调整睡姿，使其恢复平静继续入睡。

（6）鼓励婴幼儿在身体不舒服或发现同伴有异常时及时告诉成人。

（二）13—24个月婴幼儿入睡照护

（1）固定婴幼儿睡眠和唤醒时间，逐渐建立规律的睡眠模式。

（2）坚持开展睡前活动，确保婴幼儿进入较安静状态。

①可以给婴幼儿做一个“睡觉时间玩具盒”，并装上婴幼儿喜欢的玩具和图书，供婴幼儿在入睡前使用。

②成人可以和婴幼儿一起看看书，给婴幼儿讲故事。

③可以播放轻松、舒缓的音乐或者哼唱，但哼唱要注意音准，另外所唱曲目最好固定，这样有利于在婴幼儿脑中形成一种信号。

④如果是午睡，可以在午饭后带婴幼儿到户外进行短暂的散步。如果婴幼儿不想小睡，也一定要给他找个安静的地方，让他好好休息一下。

（3）引导婴幼儿洗漱、排便。

晚上睡觉前可通过洗澡、刷牙、换睡衣等准备工作使婴幼儿产生睡觉的意识。在入睡前，还应提醒婴幼儿及时排便。睡前不宜让婴幼儿大量饮水或吃得太饱，否则会影响睡眠质量。

（4）培养婴幼儿独自入睡的习惯。

①婴幼儿需要睡觉时，把婴幼儿放在床上，保持安静，过一会儿他就会睡着。

②如果暂时没有睡着，让他睁着眼睛躺在床上，不要逗他，保持室内安静，过不了多久，也会自然入睡。

(三)25—36个月婴幼儿入睡照护

(1)让婴幼儿逐步养成规律的作息,保证每日有充足的午睡时间。

(2)引导婴幼儿自主做好睡眠准备,养成良好的睡眠习惯。

四、照护睡醒后的婴幼儿

1.柔和唤醒婴幼儿

一般应让婴幼儿慢慢地醒过来,逐步清醒。如需唤醒婴幼儿,可使用充满童趣的音乐小闹钟、轻松欢快的音乐或在轻呼柔摸中唤醒他。切忌大声喊叫,这会让处于睡眠状态的婴幼儿的听觉系统长期被惊醒,造成生理上的障碍。

2.安抚婴幼儿情绪

婴幼儿醒来时如果精神状态不是很好,可轻轻地拥抱婴幼儿或者和他说话,安抚情绪,让他逐步活跃起来。

3.合理安排醒后活动

(1)帮助和指导婴幼儿穿衣裤。

(2)给婴幼儿留出恢复精神状态的时间。如果小睡醒后要安排外出,一定要提前计算好时间,做好规划。

任务二

培养婴幼儿良好的睡眠习惯

案例引入

贝贝快2岁了,贝贝爸爸为了训练贝贝独立睡觉,给她准备了漂亮的小卧室。墙上贴了很多贝贝喜欢的小动物图案,床旁边还摆满了各种玩具、玩偶。每天晚上睡觉前,贝贝都非常兴奋,在小床上蹦来蹦去,玩玩具,很晚都不愿睡觉。这可难坏了贝贝爸爸,可他怎么也找不到原因。

工作表单

工作表单1

思考:针对以上问题,你觉得贝贝不愿意睡觉的原因是什么?为什么?

工作表单2

思考总结

影响婴幼儿的睡眠因素有哪些？

工作表单3

小组讨论

如何培养婴幼儿良好的睡眠习惯？

学习支持

一、良好睡眠习惯对婴幼儿发展的作用

对婴幼儿来说，睡眠具有促进生长发育的特殊意义。睡眠是婴幼儿早期发育中大脑的基本活动，也是反映神经系统功能从不成熟到成熟具体演变的敏感指标。越小的婴幼儿睡眠时间越长。睡眠不好直接影响婴幼儿体格和智力的发育，导致婴幼儿出现行为异常。

婴幼儿在出生后6周，大脑松果体开始分泌褪黑素，到三四个月的时候，褪黑素分泌增多。褪黑素可以诱导婴幼儿入睡，又能使肠周围的平滑肌放松，同时具有调节体温、提高机体免疫力、维持血压和血糖的稳定等功能。褪黑素本身也是一种作用比较强的抗氧化剂与自由基抑制剂，可以保护细胞，使其免受自由基的攻击。在褪黑素的作用下，婴幼儿可逐渐建立内在的、昼夜分明的生物钟，结束出生以来昼夜混乱的睡眠模式。

褪黑素的分泌是有昼夜规律的，一般在凌晨2—3点达到高峰，黎明前褪黑素分泌量显著减少。褪黑素分泌水平的高低直接影响睡眠质量和睡眠模式。此外，婴幼儿生长发育所必需的生长激素约80%是在睡眠时呈脉冲式分泌，分泌高峰主要与深睡眠有关，多是在夜间10点至深夜一两点之间的深睡眠阶段。

二、影响婴幼儿睡眠的因素

婴幼儿睡眠会受很多因素的影响，如生活环境、疾病状态，也有部分婴幼儿在大运动的发育（翻身、爬行、站立）时也会有暂时性的睡眠问题，但主要的因素有以下三个方面。

（一）过多入睡帮助

入睡需要外界帮助的婴幼儿更容易出现睡眠问题，如需父母陪着、抱着，或是含着奶嘴入睡等。这类习惯的养成易使婴幼儿产生依赖性，当条件不存在时，即容易出现入睡困难。

(二)过多睡眠关注

小婴儿在睡眠周期交替的过程中会有短暂的清醒时间，有些婴幼儿在睡眠的过程中，会出现微笑、抽泣、吸吮等动作，这些都是睡眠中的一些正常现象。

(三)睡眠能力不足

婴儿入睡过程或夜醒后再入睡时需学会自我安抚。婴儿3月龄时开始发育自我安抚能力，如家长在孩子入睡前、睡眠中提供过多的帮助，如抱睡等，则会影响婴儿此项能力的发展，从而影响孩子的睡眠。

三、为婴幼儿创设舒适的睡眠环境

舒适的睡眠环境是良好睡眠的基础，可以从环境布置和睡眠用品准备两方面入手，为婴幼儿打造舒适的睡眠环境，提高婴幼儿睡眠质量。

(一)室内环境的创设

1.保持适合睡眠的光线

(1)在婴幼儿的房间装上遮光窗帘，晚上也尽量早点熄灯。

(2)如果婴幼儿害怕黑暗或产生不安全感，可在房间内开盏小灯，但也应在入睡后关掉。

(3)白天午睡时可适当地透入少量光线，避免房间光线过暗。

2.保持适宜的温度与湿度

卧室的室温控制在18—22 ℃，相对湿度控制在50%—60%。

3.保持睡眠环境安静

婴幼儿睡觉时，应保持室内的相对安静，避免搬动重物、使用电钻等。如果婴幼儿长期暴露在噪声环境中，会增加婴幼儿神经系统的敏感性和兴奋性，导致难以入睡。

4.保持卧室空气流通

室内空气要保持流畅，确保夜晚睡眠时空气中有足够的氧气。但要避免对流风吹到婴幼儿。

5. 卧室物品摆放整洁，颜色不可过于鲜艳

不要放置易导致婴幼儿恐惧不安的物品和干扰睡眠的杂物于婴幼儿卧房内，例如电视、电脑、电话、游戏机等。

（二）卧具和床上用品的创设

1. 保持床具安全

（1）为婴幼儿设立独立床位，可放置在紧挨着墙或放在离墙50 cm左右的地方，避免放在靠窗的地方。

（2）床板木条必须完好，不得有缺损或裂缝。

（3）应装上床栏，随着婴幼儿年龄的增长，应适当调高床栏高度，避免婴幼儿跌落。

（4）床垫应有足够的硬度，不能太软，否则有窒息的危险，还会影响婴幼儿脊柱的发育。

2. 清洁安全的卧具

（1）床上用品要以棉织品为佳，并注意清洁，及时更换沾有污秽的床上用品，保证婴幼儿居住环境的清洁、舒适。

（2）避免把布绒玩具、充气玩具等放于床上，一方面容易藏匿细菌引起婴幼儿不适，另一方面可能会挤压婴幼儿造成窒息。

四、培养婴幼儿良好的睡眠习惯

（一）良好的婴幼儿睡眠习惯要求

1. 定时上床

婴幼儿有一个固定的睡眠时间，其生物钟就像闹钟一般，到点婴幼儿就会感到困了。

2. 盥洗清洁

睡前应给婴幼儿睡前洗个温水澡，或是用温水给婴幼儿洗手、洗脸、洗屁股、洗脚，让婴幼儿感到清洁舒适，肌肤和神经得到充分放松，有利于睡眠。

3. 换衣睡觉

睡前应给婴幼儿换上宽松的睡衣，让他明白睡眠时与活动时的衣着是不同的，有利于婴幼儿全身肌肉的放松，保证其睡得踏实。

4. 陪伴入睡

可抱婴幼儿上床，把灯光调暗，并陪伴他一会儿，说一些平和的话语，如讲一些有趣的故事、哼唱轻柔舒缓的音乐，让婴幼儿放松，让他有一种安全、宁静的感觉，以帮助他入睡。

5. 理想睡姿

新生儿睡姿最好是侧卧和仰卧交替进行，即左侧卧、右侧卧和仰卧交叉进行，最好不要用俯卧睡姿，因为这样容易使婴幼儿窒息。

（二）指导幼儿正确的睡姿

1. 常用睡姿

睡眠质量好坏与睡眠姿势密不可分。常用的有仰卧、侧卧、俯卧三种睡眠姿势，各有利弊。

（1）仰卧是婴幼儿经常采取的一种睡姿，有利于肌肉的放松，不会使内脏器官受压，内脏负担较小；但仰卧使舌根后坠，有时会阻塞呼吸道，使婴幼儿呼吸困难，并且有回奶习惯的婴幼儿有发生窒息的风险。

（2）侧卧位的睡姿是常取的一种睡姿，尤其是右侧卧位是一种比较好的睡姿，对重要器官无过分压迫，又利于肌肉放松，但如果长时间侧卧，容易发生脸部两侧不对称，甚至可能造成斜视。

（3）俯卧姿势可以增加婴幼儿头部、颈部和四肢的活动，并能使心肺受压程度最轻，呼吸自然而有规律，同时可预防回奶。但俯卧位睡时，婴幼儿容易重复呼吸呼出的气体，且面部紧贴着的床容易窒息，会造成婴幼儿猝死综合征（SIDS）。长期俯卧，面部形状易变形，容易口水外流。采取这种睡姿，要求床要平，不要用枕，垫被不能太软。

2. 睡眠姿势指导

（1）以舒适、易入睡、入睡后安宁为首要目的。

(2)以平躺或右侧卧为较好的睡眠姿势。

(3)不要蒙在棉被里睡,见图3-2-1,容易诱发“闷热综合征”。

(4)尽量不要俯卧,见图3-2-2。

(5)患病婴幼儿,宜选择舒适、有利于疾病康复的睡觉体位,以助于安睡和病情康复。如有心脏疾病者,最好右侧卧;肺炎或咳嗽剧烈者应稍微垫高枕头、转换体位,以利痰液咳出。

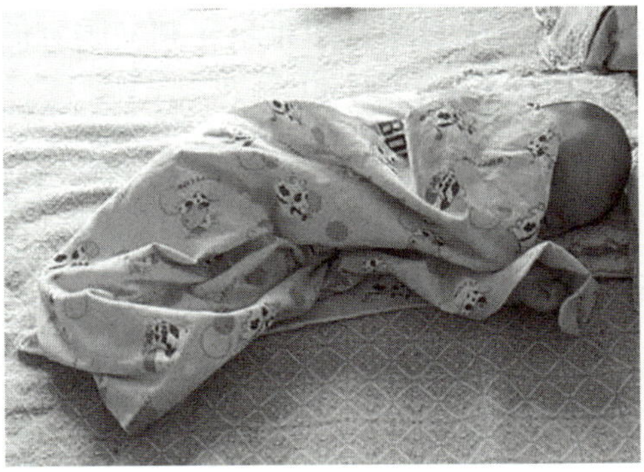

图3-2-1 蒙头睡

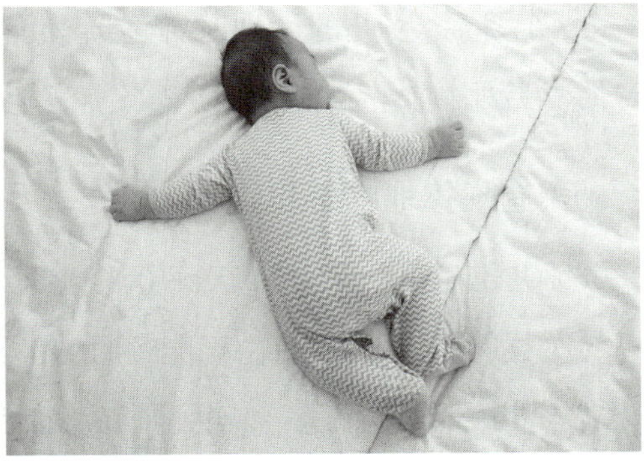

图3-2-2 俯卧

(三)培养婴幼儿独自入睡的习惯

自我平静是婴幼儿学会从清醒状态转入睡眠状态的基本前提。

(1)在做好睡前活动和准备的基础上,用轻柔的语言提示幼儿安静、独立入睡。

(2)哭闹厉害、入睡困难或有恋物习惯的婴幼儿,可用轻轻抚摸、拍一拍、抱一抱或者说悄悄话的方式,帮助婴幼儿逐渐养成独立入睡和顺利完成整个夜间连续睡眠。

(3)当婴幼儿掌握了可以让自己安静下来的方法后,成人的参与就应越来越少,但应避免摇睡、搂睡、陪睡、亮灯睡。

(4)选择最佳睡眠时间。晚上8点入睡到第二天清晨6点半至7点起床(10个半小时左右),午餐后再睡2个小时午觉。

(5)坚持早睡早起。定时睡眠,逐渐形成生物规律。对于正在长身体的婴幼儿来说,如果睡得太晚,即便早晨起得晚,睡了足够长的时间,但可能大部分睡眠时间处于浅睡眠和快动眼睡眠期,很少处于深睡眠期,身高也会受影响。

(四)婴幼儿睡眠不好的干预策略

1.适应婴儿的生理时钟

婴儿在出生后的3个月里,好像一直在睡觉,这是因为此时婴儿有自己的睡眠时间,父母不要强行改变他,一定要根据他的生物钟去喂奶。

2.哺乳后不要马上睡觉

3个月后,婴儿的生理时钟逐渐有规律,但是在这个时期也很难培养独立睡觉的习惯。另外,哺乳后不要让婴儿马上睡觉,最好陪婴儿玩耍一会儿。

3.有规律地吃奶和睡觉

婴儿出生3个月后,每天睡14个小时左右,其中有12个小时在夜间。这时,夜间清醒的次数逐渐减少,而且白天能睡两三次觉。在这个时期,妈妈就应该有规律地喂奶或者哄宝宝睡觉。在日常生活中,应该按时睡觉,而且夜间睡醒之前要充分地吃奶。

4.让婴幼儿具有昼夜节律

白天应尽量保持家居明亮,例如把窗帘拉开,让阳光透入屋内,让婴幼儿领略一下白天的感觉。晚上,尽量保持家中昏暗、宁静、舒服,让婴幼儿渐渐产生对夜晚的认知。慢慢养成在日间活动,晚上休息的习惯。

5.营造宁静感觉

人体在昏暗的环境下大量分泌出促进睡眠、有助于成长的激素,因此到了晚上,不妨在婴幼儿的房间里只亮着小灯,在漆黑的环境下,能分泌出更多的睡眠激素。

项目小结

本项目重点聚焦0—3岁婴幼儿睡眠照护。需理解婴幼儿睡眠意义,其对生长发育、神经系统等至关重要。熟知婴幼儿在不同年龄段的睡眠特点,如新生儿睡眠时长最长且不分昼夜,大月龄婴幼儿则睡眠总时长减少、白天睡眠次数减少等。判断睡眠充足的标准包括自然醒、精神好、精力充沛等。睡眠环境方面,卧室要向阳、通风等,床和床上用品要合适。要营造良好睡眠环境,保持室内温湿度适宜、卫生、安静,选择安全卧具。照料入睡时,婴儿期要识别困倦信号、开展睡前活动、培养独自入睡等;稍大婴幼儿要固定时间、开展活动、引导洗漱排便等。照护睡醒后,要柔和唤醒、安抚情绪并合理安排活动。培养良好睡眠习惯很重要，要认识其作用，了解影响因素，如避免过多帮助和关注、提升睡眠能力等。培养习惯包括定时上床、清洁、脱衣睡眠等，指导正确睡姿，培养独自入睡，选择最佳时间并早睡早起。针对睡眠不好的婴幼儿，可采取相应干预策略。

直通赛证

一、选择题

1. 婴幼儿良好的睡眠环境，包括（　　）。

A. 安静　　B. 有人陪伴　　C. 空气清新　　D. 光线不强

二、判断题

1. 睡前一定要让婴幼儿玩高兴，尽量释放他的体能，才有助于睡眠。（　　）

2. 婴儿特别喜欢被人抱着入睡，放下就会哭，这说明婴儿特别缺乏安全感，我们一定要多抱他入睡。（　　）

3. 为了让6个月的婴儿睡整觉，我们可以在睡前那顿奶里面适当加一些米粉。（　　）

4. 婴幼儿患肺炎或咳嗽剧烈时应垫高枕头，以利于痰液咳出。（　　）

5. 婴幼儿俯卧有利于头部面部轮廓的塑形，但容易堵塞婴幼儿的鼻嘴，造成窒息。（　　）

三、实操题

运用保育技能进行“双手清洗”“卧具整理”技能实操，考查选手婴幼儿生活照护的能力。时间7分钟。

（1）对双手进行清洗；对两张婴儿床进行卧具整理。

（2）操作过程中可伴随必要、简洁的语言描述。

（3）赛项执委会提供物品见“竞赛环境”，选手自选。

实践实训

准备婴儿床、被褥、床单等卧具整理所用的物品。把学生分为4—6人一组，在实训室模拟为婴幼儿卧具整理全过程。

项目评价

序号	考核要求	评分标准	配分/分	学生自评	学生互评	教师检评	得分
1	时间要求	7分钟内完成实训	10				
2	过程要求	物品准备	10				
		环境准备	10				
		自身准备	10				
		整理垫絮	15				
		叠被子、整理枕头	25				
3	准备要求	拿取实训所需的工具	5				
		工具摆放整齐有序	5				
4	结束要求	将实训工具有序放回原位	10				
实训总分			100	小组总得分			

推荐阅读

[1]小土大橙子.婴幼儿睡眠全书[M].北京:中信出版社,2020.

[2]刘艳华.婴幼儿睡眠百科全书[M].成都:四川科学技术出版社,2017.

项目四

0—3岁婴幼儿盥洗、如厕、穿脱衣服照护

学习目标

知识目标

掌握生活技能对婴幼儿发展的意义。

能力目标

1. 能够指导和协助婴幼儿盥洗、如厕、穿脱衣服等，能够在生活照护中与婴幼儿互动交流。

2. 能够逐步培养婴幼儿良好的生活与卫生习惯。

职业素养目标

关爱婴幼儿健康成长。

学习重难点

学习重点

掌握婴幼儿盥洗、如厕、穿脱衣服等的要点。

学习难点

1. 能够指导和协助婴幼儿盥洗、如厕、穿脱衣服等，能够在生活照护中与婴幼儿互动交流。

2. 能够逐步培养婴幼儿良好的生活与卫生习惯。

思维导图

- 0—3岁婴幼儿盥洗、如厕、穿脱衣服照护
  - 大小便照护
    - 大小便性状特点
    - 婴幼儿控制大小便能力
    - 大小便照护
  - 盥洗照护
    - 给婴幼儿洗澡
    - 指导漱口
    - 指导刷牙
    - 指导洗脸
    - 帮助婴幼儿梳头
  - 良好生活与卫生习惯的培养
    - 婴幼儿生活护理
    - 帮助婴幼儿养成良好的卫生习惯

任务一

大小便照护

案例引入

在一家人的期盼中，噜噜出生了。噜噜出生后这一个月，给他使用了好几种纸尿裤，有贵的、便宜的，有国产的、进口的，但是都会引起他屁股发红。眼看着噜噜的小屁股的皮破得越来越多，妈妈看着都心疼，一家人着急得不得了。

工作表单

工作表单1

思考：噜噜红屁股的问题可能是什么原因造成的？如果你是噜噜的家人，你会怎么做？

工作表单2

思考总结

婴幼儿大小便的性状特点有哪些?

	性状特点
大便	
小便	

工作表单3

小组讨论

给婴幼儿换纸尿裤的步骤有哪些?应该注意什么问题?

步骤	应注意的问题

学习支持

一、大小便性状特点

（一）大便

1. 胎便

胎便绿黑色，有黏液，通常类似柏油状，在婴儿出生24小时内排出，大约2—3天就会排完。胎便是婴儿出生后最初的大便，是由羊水中的残渣形成的。它看上去黑中带绿，是因为其中含有胆红素，是红细胞降解的产物。

2. 母乳喂养型大便

蛋黄色，软糊状，不成形的大便，是来自母乳喂养的大便。大便中不应有奶花或者奶瓣存留。

3. 配方奶喂养型大便

黄褐色、厚实、糊状的大便来自完全的配方奶喂养，也可以来自母乳的补充喂养。在此阶段，当大便过硬或水样时应引起注意。

4. 固体食物掺入型大便

绿褐色、糊状的大便，是日常食品的混合产物，是正常的。当婴儿开始吃固体食物时，通常会排出绿褐色的大便。这种颜色的婴儿大便，一般是正常的，但如果婴儿还伴有其他症状，就需要就医。

5. 问题大便

如发现婴儿有大便问题，应立即就医，包括水样、褐色、松散的腹泻型大便；干、褐色、硬的便秘型大便；粉红色、半消化的、含有食物的变色型大便；深绿色、厚而黑的补铁剂型大便；亮绿色、绿色多泡的失衡型大便；带有红色血丝、带有血或黏液的血便；黑色、厚或柏油样的黑便；粉状，灰白色、无色或白色的大便；等等。

6. 排便次数

新生儿多数在12小时内开始排便，胎便总量100—200 g。如果24小时内不见胎便排出，应该注意检查婴儿是否有消化道畸形。由于母乳比较容易消化，而且利于排出，纯母乳喂养的宝宝大便次数相对较多，在排干净胎便以后，大便次数一般每天3—5次。部分婴儿有生理性腹泻症状，每天排便在7—8次，但对婴儿的生长发育不受影响。混合喂养和人工喂养婴儿，一般一天大便1—2次，如果大便次数增多，没有腹胀和厌食，不影响生长发育的话一天2—3次或者多一些也是正常的。在添加辅食后，大便次数为一天1—2次。

（二）小便

婴儿可在分娩中或出生后立即排小便，色黄透明，开始量较少，一周后排尿次数增多，每日可达20余次。如果婴儿出生后24小时尚无小便排出，应该请医生检查是否患有先天性泌尿道畸形。1.5—3岁婴幼儿主要通过控制尿道外括约肌和会阴肌而非逼尿肌来控制排尿；3岁时婴幼儿已能通过控制膀胱逼尿肌收缩来控制排尿，若不能控制膀胱逼尿肌收缩，则可能出现白天尿急尿频，偶尔尿失禁和夜间遗尿，称为不稳定膀胱。

婴幼儿排尿次数较多，每日10—20次，应视为正常生理表现，学龄前和学龄儿童，每日排尿6—7次，与成人相仿，正常新生儿尿量1—3 mL/(kg·h)，每小时小于1.0 mL/kg为少尿，每小时小于0.5 mL/kg为无尿。正常婴儿每日排尿400—500 mL，幼儿为500—600 mL，学龄前儿童600—800 mL，学龄儿童800—1400 mL；当婴儿一昼夜尿量小于400 mL，学龄前儿童尿量小于300 mL，婴幼儿尿量小于200 mL时，即为少尿；一昼夜尿量小于30—50 mL时称为无尿。

二、婴幼儿控制大小便能力

（一）生理、心理基础

每个婴幼儿的生理、心理成熟程度不同，大小便控制能力有明显差异，照料时要因人而异。

（1）肛门和膀胱具有了控制能力。

（2）对排便有了自己的意识。

（3）能够听懂成人的口语提示。

（二）婴幼儿排便的生理特点

1—1.5岁婴幼儿逐渐有小便的意识，大多数婴幼儿还不适应进行上厕所的训练。

1—2岁时可以训练幼儿控制大小便，很多幼儿要到2岁才乐于接受大小便训练。3—3.5岁的幼儿基本具备了大小便自理能力。

（三）婴幼儿大小便的一般规律

1. 12个月以下

一般12个月以内的婴儿还不能把排泄大小便的生理现象与自己的内部感觉结合起来，所以不能有效控制大小便，以用纸尿裤为主。

2. 18—24个月

18—24个月的婴幼儿生理和心理发育逐渐成熟，能够听懂成人的口语提示，如"尿尿""嘘嘘"声等并做出反应。

3. 25—36个月

25—36个月的婴幼儿对膀胱和肛门肌肉有控制能力，对排便有了自己的意识，并完全能听懂成人的口语提示，基本具备控制大小便能力的生理基础，需要适时提醒。

4. 36个月以后

36个月以后的幼儿无论在自我意识还是身体机能上都具备了大小便自理的条件。保育老师要帮助并训练幼儿自己擦屁股、冲水、提裤子和洗手等。

三、大小便照护

（一）更换纸尿裤

1. 更换时间

新生儿期的婴儿，平均每天更换纸尿裤10次，随着婴儿月龄增长，逐渐减少到6次左右。具体更换时间为：在每次喂奶之前或者之后；在婴儿每次大便之后；在婴儿睡觉之前；新生儿醒来时。

微视频：
更换纸尿裤

2. 更换步骤

（1）保育人员洗手并擦干，或者用免洗洗手液或婴儿湿纸巾清洁双手。

（2）清理尿布台或更换尿布的操作台。

(3)打开一个新纸尿裤,露出宝宝的臀部,托起宝宝的双腿,将纸尿裤带有魔术贴的一面放置宝宝的臀后。

(4)贴紧魔术贴,穿好纸尿裤,松紧以放进两指为宜。

(5)轻轻牵拉大腿两侧纸尿裤的防漏侧边。

(6)最后给婴儿穿好衣裤,纸尿裤更换完成。

(二)辅助婴幼儿解便

1.个人和环境准备

保育老师修剪指甲,清洁双手,选择相对独立的空间,准备合适的便盆并将便盆放在固定位置。

2.用物准备

卫生纸、专用坐式坐便器、抽取式便盒、污物桶。

3.指导操作

(1)识别婴幼儿大小便前的动作和表情,及时掌握婴幼儿大小便的信号,如眼睛瞪大、定睛、脸红、用力屏气等。

(2)把尿、把便。解开尿布,抱起婴幼儿,分开双腿,双手握住婴幼儿大腿根部,并发出"嗯嗯""嘘嘘"的声音,以动作和声音让婴幼儿形成条件反射,促使婴幼儿排便。

4.婴幼儿解便关注要点

(1)8—9个月以后的婴幼儿能坐稳后逐步培养坐便(从扶背坐便开始),要鼓励和表扬,不要训斥,不要嬉戏,不要同时进食,要控制好时间,一般不超过5分钟。

微视频:协助婴幼儿使用座便器

(2)对2岁以后的男孩要注意培养其站立小便的习惯。

(3)不能用强迫的方式训练其排便。

任务二

盥洗照护

案例引入

年轻的新手妈妈小李，在宝宝出生后的第一个月，决定亲自为宝宝洗澡。由于缺乏经验，她没有提前准备合适的水温计，只是用手简单试了一下水温。她把宝宝轻轻地放入澡盆中，开始为宝宝清洗。然而，没过多久，宝宝突然大声啼哭起来，小李起初以为宝宝只是不适应洗澡，没有太在意。但宝宝的哭声越来越凄厉，她这才发现宝宝的皮肤变得红红的。原来，她手试的水温，对于宝宝娇嫩的皮肤来说，着实过高了，导致宝宝的皮肤被轻微烫伤。小李心疼不已，又自责又着急，赶紧抱起宝宝并用凉水冲洗皮肤，随后匆忙带着宝宝去了医院。经过医生的检查和处理，宝宝的皮肤没有造成严重的伤害。小李因此明白了给小宝宝洗澡时，水温的精准控制和充分准备是多么重要。

工作表单

工作表单 1

思考：上述宝宝洗澡出现了什么问题？是什么原因造成的？如果你是小李的家人，你建议怎么做？还需要注意哪些？

工作表单2

思考总结

婴幼儿洗澡的步骤有哪些，每个步骤需要注意哪些细节？

婴幼儿洗澡步骤	注意事项

工作表单3

小组讨论

婴幼儿刷牙的步骤有哪些？每个步骤需要注意哪些细节？

婴幼儿刷牙步骤	注意事项

学习支持

一、给婴幼儿洗澡

(一)用品的选择

微视频：婴幼儿沐浴

1. 洗浴用具

(1)定型浴盆。适于0—6个月的婴儿,能使婴儿非常舒适地躺在或坐在浴盆理想的位置,从而避免婴儿不小心滑入水中。

(2)普通浴盆。适合于6个月以上的婴儿。

(3)洗澡椅。如果婴儿总是不能安静地洗澡,可以使用洗澡椅。

2. 清洁用品

(1)沐浴露。由天然油脂制成的婴儿专用沐浴露,不会伤害婴儿的稚嫩肌肤,且含有丰富的牛奶蛋白质。3个月以下的婴儿应少用一些沐浴露,例如每天洗澡三次,可以用清水洗两次,最大限度地减少对婴儿皮肤的刺激。

(2)洗发露。6个月以内的婴儿分泌物不多,可直接用沐浴露洗头;6个月以上的婴儿可以使用婴儿专用的、无泪配方的洗发露,能够不刺激眼睛,滋润头发,防止皮肤过敏。

(3)沐浴液或沐浴皂。纯正温和的婴儿专用沐浴液或沐浴皂,泡沫细腻丰富,能有效保持皮肤的水分。

(4)浴巾。为了更充分地保暖,可以选择带有帽子的浴巾,因为头部是最易散热的部位。

(5)小毛巾。纯棉质地的小毛巾,吸湿性好又小巧可爱,可以购买不同的颜色分别用于擦脸、擦脚、擦屁股等。

(6)海绵。最好为婴儿购买婴儿专用的天然海绵,干燥时坚硬成型,遇水后立即变软。

3. 辅助用品

(1)水温计。婴儿肌肤娇嫩,对水温的要求比成人高得多,洗澡前用水温计测量水温,会更加安全。

（2）吸鼻水器。吸鼻水器给婴儿洗澡时，将其鼻子里的水吸出来，使婴儿免受痛苦。

（3）沐浴玩具。在给婴儿洗澡的时候，如果能有一些颜色鲜艳、造型可爱的沐浴玩具，陪伴婴儿的沐浴时光，可以让婴儿逐渐喜欢洗澡。

（二）沐浴前的准备

1. 沐浴中需用的物品准备

（1）消毒脐带用物（新生儿脐带掉落之前）。

（2）婴儿包被、衣服、尿片以及小毛巾、大浴巾、澡盆、冷水、热水、婴儿爽身粉、贴身衣服、护肤乳液等。

（3）保育老师应检查一下自己的手指甲，再用肥皂洗净双手。

2. 室温和水温的准备

（1）室温一般维持在26—28 ℃。

（2）水温37—40 ℃为宜。可在盆内先倒入冷水，再加热水，再用温度计测试，使水温恰到好处。

（3）沐浴时要避免阵风的正面吹袭，以防着凉生病。

（三）洗澡的时间选择

（1）洗澡前宝宝最好是清醒的，兴致也好。

（2）选在两次喂奶之间，婴儿的肚子既不饿，也不是很饱的时候。

（3）新生儿期的婴儿最好选择白天洗澡。随着月龄增长，洗澡可以成为睡前程序的一部分，温水能帮助婴儿放松下来。

（四）不宜洗澡的情况

（1）打预防针后暂时不要洗澡。

（2）有频繁呕吐、腹泻时暂时不要洗澡。

（3）发热或热退48小时以内不建议洗澡。

（4）婴儿发生皮肤损害时不宜洗澡。

（5）喂奶后不应马上洗澡。

（6）低体重儿要慎重洗澡。低体重儿通常指出生体重小于2.5 kg的婴儿。这类婴儿大多为早产儿，由于发育不成熟，生活能力低下，皮下脂肪薄，体温调节功能差，很容易受环境温度的变化出现体温波动。所以对这类特殊的婴儿要慎重决定是否给予洗澡。

（五）正确给婴儿洗澡

1. 正确地抱婴儿

（1）横抱姿势。将婴儿的头靠在左肘弯处，手臂支撑婴儿的肩和背，右手支撑臀部及背部。

（2）竖抱姿势。竖抱是将婴儿的头靠在成人的肩膀上、身体贴在成人的胸部，婴儿的脸与成人的脸相距20 cm。

（3）放下姿势。一只手支撑住婴儿的头部，托住婴儿的颈和背，将婴儿放入浴盆。

2. 给婴儿洗澡

（1）调节室温，以26—28 ℃为宜。

（2）准备好洗澡用具，倒入热水，将水温调节至37到40摄氏度。

（3）用手将宝宝双耳折叠，防止耳朵进水。从内眦到外眦，清洁眼部；然后依次清洁额头、鼻部、颊部、下巴、耳郭以及颈部。面部清洁完成后用少许沐浴液为宝宝洗头。

（4）接下来更换洗澡水，为宝宝清洗身体，清洗的过程中要注意宝宝的安全，用手臂托住宝宝的头颈部，两手分别握住宝宝的大腿根和腋下，将宝宝轻轻放入水中，两手匀速前后移动，以适应水温，减少哭闹，温水湿润全身皮肤。

（5）涂少许沐浴液，开始清洁身体，依次清洗宝宝的颈部、腋下、上肢、胸部。然后清洗腹部、下肢。

（6）将宝宝翻身，进行背部清洗。用同样的方法由上至下清洗宝宝的背面。

（7）完成沐浴后，将宝宝身体擦干，再用洗澡巾将婴儿裹好。

（8）将婴儿放在铺好的包布上，穿上衣服。

3. 洗澡后的护理

（1）用浴巾裹住婴幼儿的全身，但要留出脐部，并用酒精棉棒从中间向外清洗脐部，注意保持脐部的干燥和清洁。如果脐部发红、出脓液或有难闻的气味，就应该找医生处理。

（2）在皮肤褶皱处，可抹些爽身粉，使他感到干爽舒适。在婴儿的臀部涂上护臀霜或凡士林，防止尿液刺激皮肤产生尿布疹。

（3）给婴儿围上尿片，穿上衣服，放松他的手脚，让他自由地活动，这有利于呼吸和血液循环，以促进生长发育。

（4）婴儿脸部皮肤干燥，可以涂少量的滋润油，使皮肤保持湿润、光滑。护肤油、爽身粉等婴儿用品，只有当婴儿皮肤上没有任何疾病时，才可以适量使用。而且这些油或粉不可直接涂于新生儿皮肤上，要先涂在自己的手上，再抹在宝宝身上。

（5）肌肤若有疹块、红臀等情形，应保持干燥，按医生嘱咐涂抹药膏。

二、指导漱口

漱口能够漱掉口腔中部分食物残渣，是保持口腔清洁的简便易行的方法之一。保育老师可以先示范给婴幼儿看，让婴幼儿边学边漱，逐步掌握、提高，养成饭后漱口的好习惯。

（1）指导婴幼儿将水含在口内、闭口，然后鼓动两腮。

（2）使漱口水与牙齿、牙龈及口腔黏膜表面充分接触，用水反复来回冲洗口腔内各个部位，使牙齿表面、牙缝和牙龈等处的食物碎屑得以清除。

（3）当婴幼儿能漱口以后，每天最好用清水漱口，还可用淡盐水、淡茶水漱口。

三、指导刷牙

（一）正确选择牙刷牙膏

（1）牙刷要选用儿童牙刷。

（2）牙刷刷毛软硬适中，太硬的牙刷易损伤牙齿表面、损伤牙龈，太软的牙刷则起不到清洁的作用。

（3）一般牙刷在使用3个月后就应该更换，不过如果发现蓝色的刷毛颜色变浅或者刷毛向外则要及时更换。

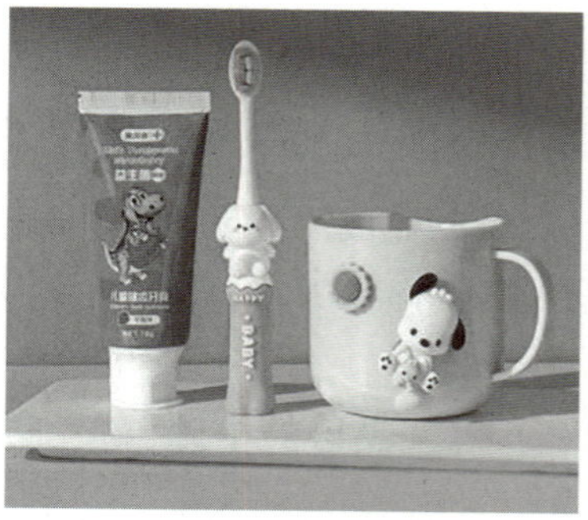

图4-2-1　儿童牙膏、牙刷、漱口杯

（4）牙膏最好选用刺激小而含水果芳香味的儿童牙膏，3岁以下儿童不要使用含氟牙膏。

（5）最好早晚选用不同品牌的牙膏，因为牙膏中也含有杀菌的成分，如果总是使用同一种牙膏，口腔中的细菌就会适应这种牙膏，不利于除菌。

（二）正确刷牙（见图4-2-2）

微视频：
刷牙指导

（1）首先顺牙缝由上而下、由下而上地竖刷。

（2）再从上到下，由内而外顺着牙根向牙尖刷。

（3）最后由里向外、由外向里顺着牙齿排列横刷咬合面。

（4）每次刷牙至少刷3分钟。

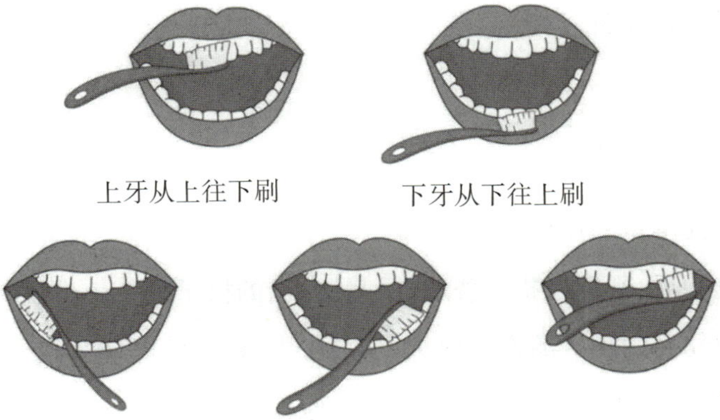

上牙从上往下刷　下牙从下往上刷

咬合面来回刷　下牙内侧从下往上刷　上牙内侧从上往下刷

图4-2-2　正确刷牙方法

四、指导洗脸

（1）让婴幼儿选择自己的洗脸用具（见图4-2-3），增强幼儿兴趣。例如，一两岁的婴幼儿喜欢印有动物、小人头的毛巾。不要给婴幼儿使用洁面乳，以免刺激眼睛，从而觉得洗脸很不愉快。

（2）脸盆不能放太高。洗脸池或洗脸盆放得太高，婴幼儿自己够不到，就会失去洗脸的兴趣。准备一个脸盆放到小凳子上，把毛巾等也都放到合适的地方。

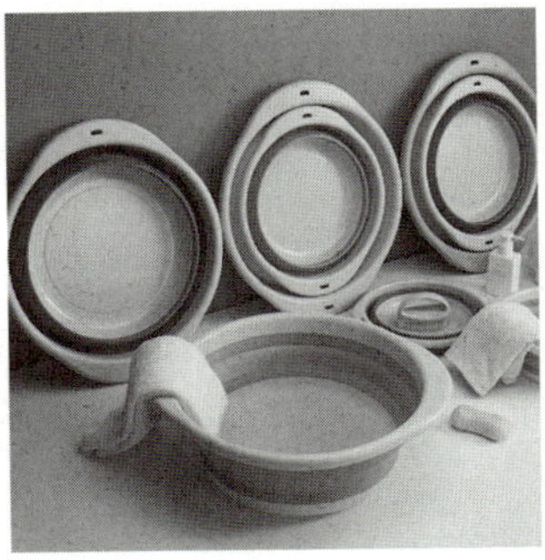

图4-2-3　洗脸用具

(3)和婴幼儿一起洗脸,并用洗脸水做游戏,以此提高洗脸的趣味,吸引婴幼儿洗脸的意愿。

(4)教婴幼儿正确的洗脸方法。大人先帮助婴幼儿将毛巾打湿后拧干,并教婴幼儿用毛巾先擦眼睛里、外眼角,然后擦前额、脸颊、鼻孔下方,口腔周围、下巴,最后洗耳朵和脖子。

(5)多鼓励、奖励婴幼儿。

(6)帮助婴幼儿坚持练习。要让婴幼儿独立洗脸,最重要的就是持之以恒地练习,久而久之就养成了好习惯。

五、帮助婴幼儿梳头

(1)为婴幼儿准备专用的梳子。

(2)午睡洗脸后,帮助或指导婴幼儿使用自己的梳子梳头。

(3)指导婴幼儿用正确的方法梳头,从上往下,梳整前面、侧面、后面。

(4)梳头结束后,指导婴幼儿将梳子放回原处。

(5)提醒婴幼儿头发松散、凌乱时应及时整理。

(6)定期对婴幼儿的梳子进行清洁、消毒。

任务三

良好生活与卫生习惯的培养

案例引入

两岁八个月的欢欢跟着小朋友在户外玩耍后，总是不喜欢洗手。这天，保育老师提醒说："欢欢，外面玩了回来我们要先洗洗小手，老师每天都提醒你，你怎么老记不住？"欢欢回答说："我姥姥说，不干不净，吃了不生病。"保育老师愣住了……

工作表单

工作表单1

思考：欢欢的习惯好吗？你觉得她的习惯是怎么养成的？

工作表单2

思考总结

婴幼儿生活护理内容有哪些？每项要点都有哪些？

生活护理内容	要点

工作表单3

小组讨论

要培养婴幼儿哪些方面的卫生习惯？具体内容包含什么？

卫生习惯	具体内容

学习支持

一、婴幼儿生活护理

（一）保护和清洁牙齿

1. 出牙期间照护要点

（1）提供磨牙棒、牙胶（见图4-3-1）等让婴幼儿咬嚼。咬嚼可以减低牙床的疼痛感。

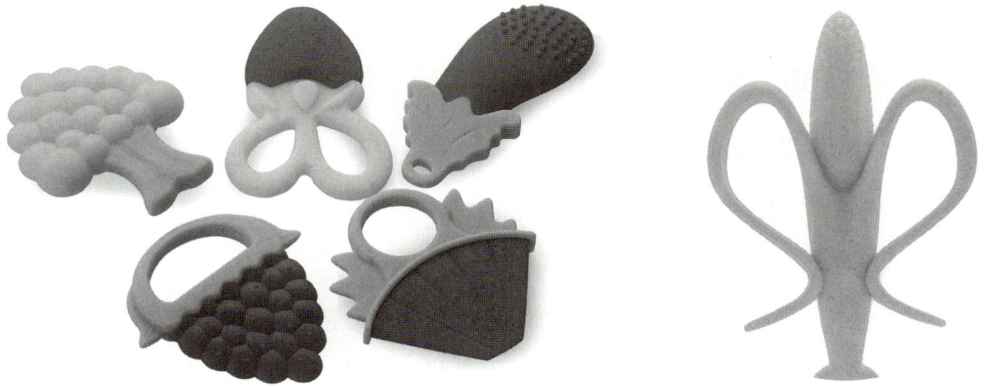

图4-3-1 牙胶

①咬嚼的东西包括香蕉、胡萝卜、苹果，还有消过毒的、凹凸不平的橡皮牙环或橡皮玩具等。

②安慰奶嘴。给婴幼儿使用安慰奶嘴，最好不要超过10个月月龄。

③不管让婴幼儿咬什么，都必须是在婴幼儿坐立的情况下，并有大人在旁看护才行，以免发生危险。

（2）按摩。保育老师可以将自己的手指洗干净，用一根手指轻轻来回按摩婴幼儿的牙床，刚开始因为摩擦疼痛，婴幼儿可能会排斥，不过当婴幼儿发现，这样做能让疼痛减轻，很快就会安静下来，并愿意接受按摩。

牙齿萌出是正常的生理现象，在婴幼儿牙齿萌出期间，多数婴幼儿没有特别的不适，如发现婴幼儿牙龈部位出现萌出性血肿（牙齿长出部位充血肿大），绝不可轻易挑破，若已经发生溃烂，及时请口腔科医生诊治，防止继发感染。

2.保持婴幼儿出牙期的口腔卫生

从婴幼儿长第一颗乳牙起，就该给他刷牙了，这样不仅可以及早防止龋齿产生，还可帮助婴幼儿从小养成良好的刷牙习惯，避免婴幼儿出牙期间口腔感染。为保持婴幼儿在牙齿萌出期间的口腔卫生，应在每次哺乳或喂婴幼儿食物后，为婴幼儿清洁牙齿。

(1)用纱布缠在手指上帮助婴幼儿擦洗牙龈和刚刚露出的小牙。

(2)牙齿萌出后，也可继续用这种方法对萌出的乳牙从唇面(牙齿的外侧)到舌面(牙齿的里面)轻轻擦洗揉搓、对牙龈轻轻按摩。

(3)每次进食后都要给婴幼儿喂点温开水，以起到冲洗口腔的作用。

(二)保护和清洁鼻腔

1.指导婴幼儿学会擤鼻涕

(1)选择柔软、无刺激的手帕或卫生纸。

(2)保育老师亲自示范，让婴幼儿模仿。

(3)成人拿着准备好的手帕或卫生纸置于婴幼儿的鼻翼上，先用一指压住一侧鼻翼，使该侧的鼻腔阻塞，让婴幼儿闭上嘴，用力将鼻涕擤出，后用拇指、食指从鼻孔下方的两侧往中间对齐，将鼻涕擦净，两侧交替进行。

(4)让婴幼儿拿着手帕或卫生纸，在成人的帮助下进行尝试，经过多次反复的训练，接近2岁的婴儿不仅可以学会擤鼻涕，而且还会擦去擤出的鼻涕。

2.给婴幼儿清洁鼻腔

(1)观察鼻内的阻塞物或分泌物。

(2)取婴儿专用的棉花棒先沾点水或婴儿油润湿。

(3)将棉花棒伸入鼻孔内(勿超过2 cm)将分泌物取出。

(4)切忌太深入鼻腔中，以免造成伤害。

3.清理黏稠鼻涕

使用湿温热的毛巾在鼻子上施行热敷，鼻黏膜遇热收缩后，鼻腔会比较通畅，同时黏稠的鼻涕也容易水化而流出来。

4.其他

冬天使用暖气或电热器取暖时，要注意空气太干会导致婴幼儿的鼻子不舒服，需要增加湿度。

（三）保护和清洁眼睛

1. 限制屏幕使用时间

由于平板、手机、电视等对婴幼儿有较强的吸引力，但由于婴幼儿眼部发育不完善，长时间看电子屏幕会造成视力伤害。因此，要限制婴幼儿使用屏幕时间，原则上2岁前的婴幼儿不看电视。

2. 提供眼睛保护的环境

在婴幼儿看书、玩耍时应保持室内光线充足，不让婴幼儿在黑暗、坐车、行走过程中看书。

3. 独立使用毛巾和脸盆

应避免和成人交叉使用毛巾和脸盆，最好用流动水给婴幼儿洗脸，以防眼睛感染。

4. 避免外伤

不让婴幼儿接触尖锐等危险物品，避免眼外伤。

5. 定期检查视力

定期带领婴幼儿到正规医院进行视力跟踪，如发现有斜视、近视、弱视等问题应及时予以干预和矫正。

6. 适时补充维生素A

维生素A对幼儿眼睛意义重大。能合成视网膜感光物质，促进眼细胞发育，还可预防夜盲症、干眼症及眼部感染。

（四）保护和清洁耳朵

1. 避免异物进入

防止泪水、奶水等溢入婴幼儿耳中。洗澡过程中，也要尽量避免大量的水进入耳中。

2.防止外耳轮卷压

婴幼儿侧睡时，应注意睡姿，帮助婴幼儿整理外耳轮，避免长时期压迫造成卷压。

3.正确清洁

应经常清洗婴幼儿外耳郭部位。由于婴幼儿耳朵非常脆弱，因此不能随便给婴幼儿掏耳朵。如果婴幼儿耳屎形成硬块或误进杂物，应及时就医，不可擅自处理。

（五）保护和清洁皮肤

（1）为婴幼儿选用纯棉、易吸水的贴身衣物。

（2）使用婴幼儿专用洗护用品，衣物和尿布用弱碱性肥皂清洗，还要注意不可过量使用。

（3）选择和使用不含香料、酒精的婴幼儿专用润肤品。

（4）婴幼儿不能过度暴露在日光下，需涂抹婴幼儿专用防晒剂。

（5）穿着、被褥厚薄适中，如有汗湿现象，应及时用柔软的干毛巾擦拭。

（六）辅助婴幼儿穿脱衣服

1.给婴幼儿穿衣服

（1）一只手从衣服袖口深入，另一只手将婴幼儿的手送入袖口。

（2）握住婴幼儿的手，将袖子拉至婴幼儿肩膀处。

2.给婴幼儿穿裤子

一只手撑开裤腿，另一只手将小脚送入裤口。

3.给婴幼儿穿连体衣裤

将连体衣裤放在床上，先穿腿，后穿上身。

4.脱衣服

（1）一只手握住婴幼儿肘部，另一只手拉住袖口。

（2）一只手稍稍抬起婴幼儿的头背部，另一只手迅速将衣服从婴幼儿身体下抽出。

二、帮助婴幼儿养成良好的卫生习惯

(一)培养婴幼儿良好的大小便卫生习惯

(1)运用婴幼儿喜欢模仿的特点,由保育老师给婴幼儿做示范。

(2)根据气候的变化,凭借以往经验把握婴幼儿大小便间隔的时间,提前几分钟及时提醒。

(3)使用合适的便盆,并将便盆放在固定位置。注意不要让婴幼儿坐盆时边吃边拉、边玩边拉。也可以给婴幼儿选择一个合适的坐便器,注意坐便器要安全舒适和容易清洁,款式不要太复杂,以免婴幼儿分心。

①坐式坐便器,靠背可以使婴幼儿稳定地坐下,抽取式便盒便于清洁。使用后要及时清洁,注意保暖(见图4-3-2)。

②跨越式坐便器,便于婴幼儿自己把握,也避免了婴幼儿站起来走掉的情况。需要注意这种坐便器要求婴幼儿脱下裤子,在冬天没有暖气的地区使用既不方便,也容易着凉(见图4-3-3)。

③坐厕圈。坐厕圈为垫在成人的坐厕圈上面的圈垫(见图4-3-4)。

④引导婴幼儿逐步学习,比如会向成人表示便意,使用卫生纸,洗手等。只要有点滴进步,就要给予鼓励和表扬。

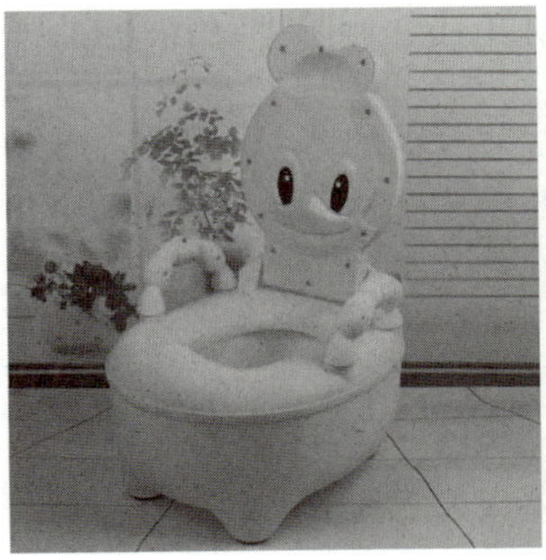

图4-3-2 坐式坐便器

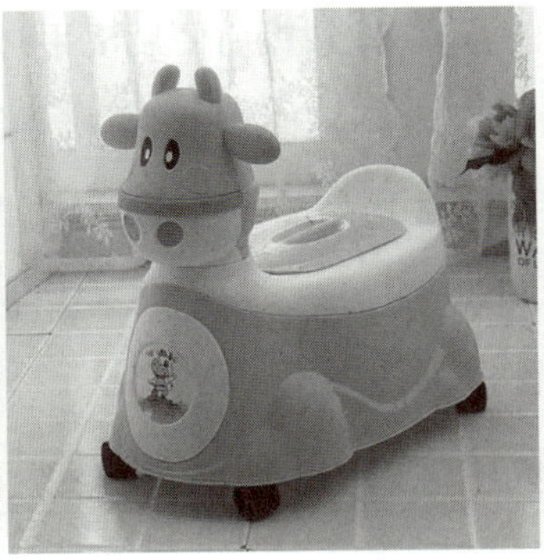

图4-3-3 跨越式坐便器

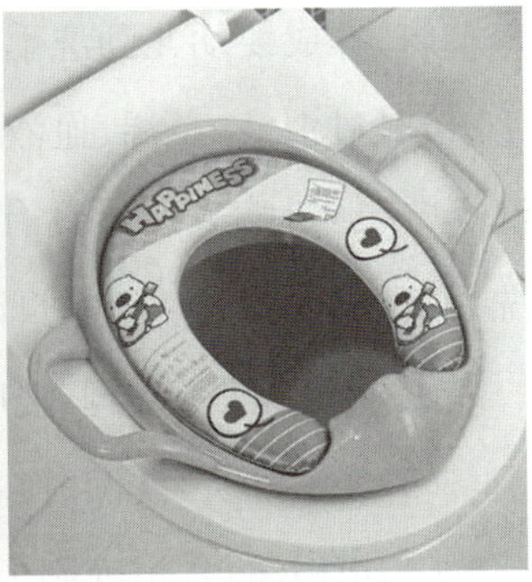

图4-3-4 坐厕圈

⑤不要对婴幼儿反复、频繁地提出大小便的要求,否则会干扰婴幼儿的情绪,容易造成要婴幼儿紧张、焦躁不安、逆反心理,效果适得其反。

⑥适度延长尿布的使用时间。一般在学习使用便盆时,要让婴幼儿同时使用尿布。保育老师掌握规律后,逐步帮助婴幼儿从白天不用尿布过渡到晚上也不用尿布。

⑦能够读懂婴幼儿的肢体语言,如眼睛瞪大、脸涨红、用力屏气等。

(二)培养婴幼儿良好的饮食卫生习惯

(1)做好餐前准备。在吃任何食物前,必须注意手部的清洁。进餐时切勿边吃边玩,或翻阅连环画之类的读物。书上沾染细菌很多,翻阅书页又把手弄脏了,而且边吃边看会分散婴幼儿对食物的注意力。有的家长让婴幼儿在马路上用手拿着糕饼,边吃边走就更不卫生了。

(2)培养婴幼儿细嚼慢咽的好习惯。

(3)饮食要定时定量,避免饥一顿饱一顿。饮食不均匀,时间长了会影响婴幼儿胃肠道功能,甚至形成胃病。帮助婴幼儿每餐用膳能在规定的时间内完成,但也不宜过急。每次盛饭不宜过多,可吃完后再添,有利于激发婴幼儿吃饭的积极性。如果各餐饮食品种较多,要一样一样地给,不要全部放在饭碗里,使婴幼儿吃时不方便,容易贪多嚼不烂。

(4)保持清洁安静、轻松愉快的用餐环境。用餐时绝对不能责骂婴幼儿,避免造成神经紧张而影响消化功能。

(5)节日控制饮食。要注意节假日期间婴幼儿暴饮暴食或不按时进食,吃得过量会伤胃,甚至引起急性肠胃炎等。

(三)培养婴幼儿良好的盥洗卫生习惯

(1)养成婴幼儿勤洗手的习惯,做到饭前便后洗手;外出游戏归来洗手;吃药前洗手;接触过泪液、鼻涕、血液、痰液和唾液之后洗手;接触钱币之后洗手;接触别人之后洗手;接触过病人用过具有传染性物品的,更要经过消毒反复洗。另外,在给婴幼儿洗手前,成人要先洗干净自己的双手。

(2)每天洗脸、洗脚、洗屁股。

(3)经常洗头、洗澡、换衣服。

(4)饭后漱口、早晚刷牙。

(5)勤剪指甲,男孩子勤剪头发,帮助婴幼儿养成自我整洁的好习惯。

(四)培养婴幼儿良好的公共卫生习惯

1.打喷嚏、咳嗽礼仪

(1)给婴幼儿讲解打喷嚏、咳嗽时,会产生大量飞沫,是传播疾病的重要途径。

(2)给婴幼儿示范打喷嚏、咳嗽时,应先将头转向一侧,用手帕、纸巾捂住嘴、鼻,避免唾沫飞溅。如果来不及用纸巾,可以抬起自己的前胳膊挡住口、鼻。

(3)提醒婴幼儿在打喷嚏、咳嗽后应及时洗手,清洗唾沫。

2.保护环境卫生

(1)提醒婴幼儿不乱扔果皮,不随地吐痰、大小便。

(2)利用游戏等引导婴幼儿初步认识垃圾分类。

(3)让婴幼儿参与房间整理、物品摆放等活动。

项目小结

本项目主要聚焦于0—3岁婴幼儿盥洗、如厕、穿脱衣服照护等方面的学习。在大小便照护中,需了解婴幼儿大小便的性状特点,如大便的类型、排便次数,以及小便的排尿时间、次数和尿量等。同时,要掌握婴幼儿控制大小便的能力发展阶段和规律,包括生理和心理基础、幼儿排便的生理特点等。此外,还需学会更换纸尿裤的步骤和注意事项,掌握辅助婴幼儿解便的方法。在盥洗照护方面,要熟悉给婴幼儿洗澡的相关知识,包括用品选择、沐浴前准备、洗澡时间选择、不宜洗澡的情况以及正确的洗澡方法。同时,要指导婴幼儿正确漱口、刷牙、洗脸和梳头。在良好生活与卫生习惯的培养方面,要注重婴幼儿生活护理,如保护和清洁牙齿、鼻腔、眼睛、耳朵和皮肤,以及辅助婴幼儿穿脱衣服。同时,要培养婴幼儿良好的卫生习惯,包括大小便卫生习惯、盥洗卫生习惯和公共卫生习惯。通过这些学习,能够更好地关爱婴幼儿健康成长,指导和协助他们养成良好的生活与卫生习惯。

直通赛证

一、选择题

1.要让婴幼儿知道在(　　)时候应该洗手。

A.吃东西前后　　　　B.饭前便后

C.户外运动、玩耍之后　　　　D.以上都是

2.对婴幼儿的鼻腔进行护理,以下说法不正确的一项是(　　)。

A.指导婴幼儿擤鼻涕时直接让婴幼儿用拇指、食指挤压两侧鼻孔同时擤鼻涕

B.使用婴儿棉棒为婴幼儿取鼻腔分泌物时应避免太深入鼻腔,造成伤害

C.婴幼儿有黏稠的鼻涕时，可使用湿温热的毛巾在鼻子上施行热敷，帮助鼻涕水化而流出来

D.冬天使用空调或暖气时，可在房间内增设加湿器，避免婴幼儿鼻腔干燥

3.婴幼儿眼睛发育特点是(　　)。

A.晶状体有较好的弹性　　B.可能出现倒视

C.5岁前有生理性远视　　D.以上都是

4.如果婴幼儿耳屎形成硬块或耳朵误进杂物，应该(　　)。

A.及时到医院请医生处理　　B.用挖耳勺取出

C.用水冲洗婴幼儿耳道　　D.不用管它，过段时间自己会出来

5.在婴幼儿皮肤护理中，以下做法不正确的是(　　)。

A.选择纯棉、易吸水的贴身衣物

B.为保证婴幼儿衣物清洗干净，可加大洗护用品的使用量

C.选择和使用不含香料、酒精的婴幼儿专用润肤品

D.穿着、被褥厚薄适中，如有汗湿现象，应及时用柔软的干毛巾擦拭

二、判断题

1.婴幼儿洗手时应将洗手液或婴幼儿香皂均匀涂抹，使手掌、手背、手指处都沾满丰富的泡沫。(　　)

2.训练婴幼儿独立洗脸，应先擦眼睛里、外眼角，然后擦前额、脸颊、鼻孔下方，口腔周围、下巴，最后洗耳朵和脖子。(　　)

3.如果可直接看到婴幼儿鼻腔内的分泌物或阻塞物，大人可直接用手指取出。(　　)

4.婴幼儿看平板时只要放远一点，看多久都没关系。(　　)

5.由于婴幼儿黑色素较少，色素层薄，很容易被阳光中的紫外线灼伤，因此外出时应给婴幼儿涂抹成人用的防晒剂。(　　)

实践实训

准备婴儿刷牙所用的物品。把学生分为4—6人一组，在实训室模拟指导婴幼儿刷牙全过程。

项目评价

序号	考核要求	评分标准	配分/分	学生自评	学生互评	教师检评	得分
1	时间要求	7分钟内完成实训	10				
2	过程要求	物品准备	10				
		环境准备	10				
		自身准备	10				
		幼儿评估	10				
		指导幼儿刷牙	20				
		擦脸、与家长沟通	15				
3	准备要求	拿取实训所需的工具	5				
		工具摆放整齐有序	5				
4	结束要求	将实训工具有序放回原位	5				
实训总分			100	小组总得分			

推荐阅读

[美]马克·L·沃尔赖奇.美国儿科学会如厕训练手册[M].崔玉涛,主译.北京:化学工业出版社,2020.

模块三

幼儿园生活照护

项目五

幼儿生活照护概述

学习目标

知识目标

1.理解幼儿生活照护的含义。

2.掌握幼儿生活照护的主要目标、意义、内容。

能力目标

1.通过案例分析,能描述幼儿生活照护对幼儿发展的意义。

2.通过小组讨论等形式,增强沟通能力和自我反思能力。

职业素养目标

1.掌握一日生活的重要意义,树立正确的儿童观。

2.增强对幼儿身心健康的关注和热爱,增强职业责任感和使命感。

学习重难点

学习重点

掌握幼儿生活照护的主要目标、意义、内容。

学习难点

描述幼儿生活照护对幼儿发展的意义。

思维导图

- 幼儿生活照护概述
  - 幼儿生活照护的主要内容
    - 幼儿生活照护的内涵
    - 幼儿生活照护内容
  - 幼儿生活照护的目标和意义
    - 幼儿生活照护的目标
    - 幼儿生活照护的意义

任务一

幼儿生活照护的主要内容

案例引入

某幼儿园的小班中，由于生活照护环节存在疏忽，导致发生了几起问题的发生。在午睡照护环节，由于老师未能及时检查孩子们是否带有异物，导致午睡时有一名孩子把扎头发的皮筋含在嘴里。好在老师及时发现，才避免了孩子把皮筋吞下去的危险，此后老师们加强了午睡前的安全检查工作。在幼儿如厕盥洗时，有孩子在洗手时玩水，把衣服袖子打湿了，由于孩子穿的衣服又是深色的，老师没观察到，未能及时给孩子换上干爽的衣服。

工作表单

工作表单 1

思考：以上案例给你带来哪些启示？

工作表单2

思考总结

幼儿生活照护应包括哪些内容？

工作表单3

小组讨论

针对不同年龄的幼儿，保育老师应该如何照护他们饮水？过程中应该注意什么？

学习支持

一、幼儿生活照护的内涵

“幼儿生活照护”，又称“幼儿生活保育”，指通过在托幼机构、家庭等环境中，为幼儿提供生存与发展的物质条件和环境，并给予幼儿科学合理的生活照护，帮助幼儿身心健康发展，培养幼儿独立生活能力。

二、幼儿生活照护内容

幼儿生活照护的主要内容包括幼儿饮水和进餐照护、幼儿如厕和盥洗照护、幼儿睡眠和起床照护、幼儿入园和离园照护。

（一）幼儿饮水和进餐照护

幼儿饮水和膳食的合理摄入、良好习惯的培养，对幼儿生长发育有着至关重要的影响。正确的饮水和进餐照护不仅可以促进幼儿身体健康成长，增强其体质，还能预防幼儿营养不良和营养过剩等。

幼儿进餐见图5-1-1。

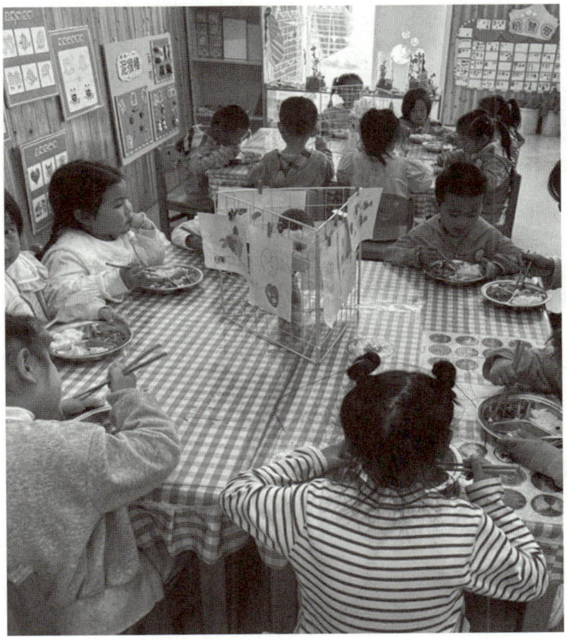

图5-1-1 幼儿进餐

（二）幼儿如厕和盥洗照护

如厕是一个看似很普通的生活活动，但其中蕴含着许多重要的生理价值和心理价值。奥地利心理学家西格蒙德·弗洛伊德将人格发展分为口唇期、肛门期、性器期、潜伏期、生殖期五个时期，他认为原始欲望主要靠大小便排泄时所产生的刺激快感以获得满足。此时期卫生习惯的训练，对幼儿而言至关重要。如训练管制过严，可能会导致幼儿形成顽固、吝啬的性格；而训练管制过松，又可能形成浪费的习性。幼儿期是行为养成的关键期，易于培养一些好习惯。养成良好的盥洗习惯，不仅有利于幼儿的身体健康，还能提高幼儿的生活自理能力。

幼儿如厕环境见图5-1-2。

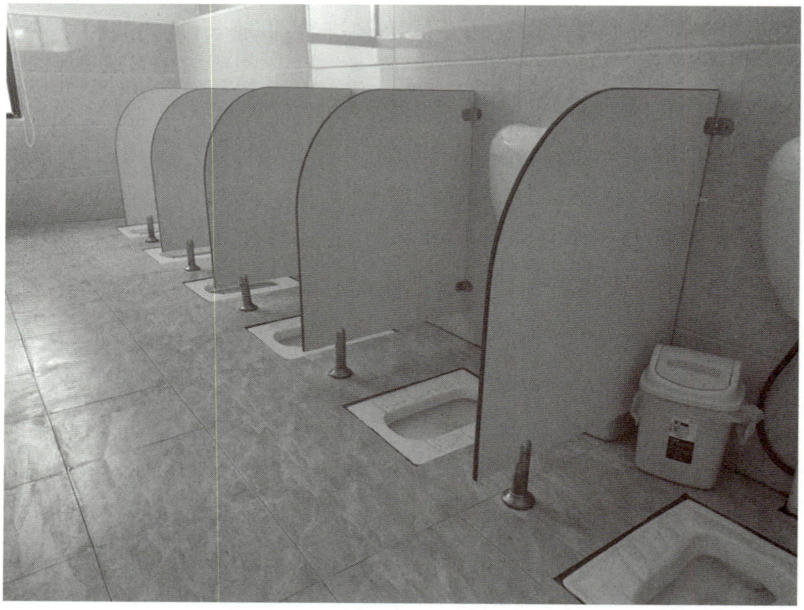

图5-1-2　幼儿如厕环境

（三）幼儿睡眠和起床照护

睡眠可以帮助幼儿消除疲劳，保护神经系统，促进生长发育，提高智力，增强抵抗力等，因此，充足的睡眠对于幼儿来说，至关重要。年龄越小的幼儿所需的睡眠时间越长，但年龄越小，越不能自主入睡，因此，良好的睡眠习惯对幼儿来说至关重要。睡眠前准备是否科学合理与睡眠质量密切相关。科学睡眠和细致的起床照护对幼儿身体也有很多好处，所以保育老师应该高度重视。

幼儿睡眠照护见图5-1-3。

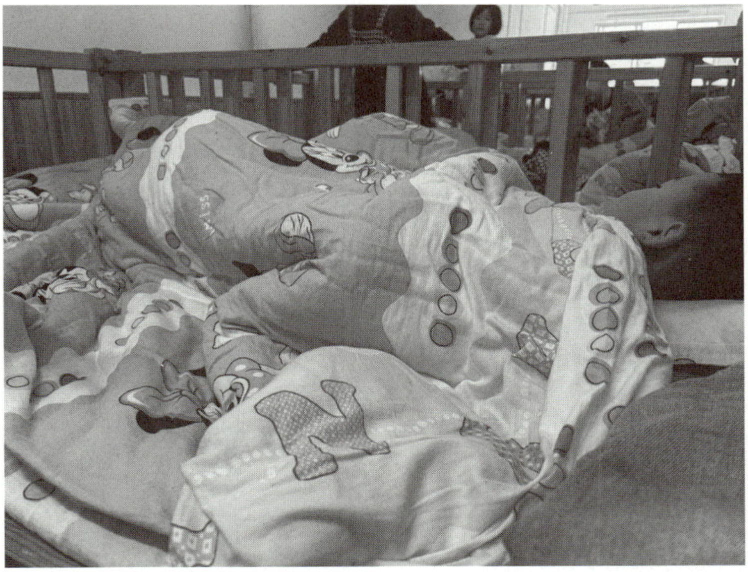

图5-1-3　幼儿睡眠照护

（四）幼儿入园和离园照护

无论是幼儿园还是早教机构，幼儿入园的保育工作直接影响幼儿一日的生活质量，也会影响家长一天的工作心情。作为新一代保育工作者，应该为幼儿营造安全卫生、温馨舒适、丰富有趣的入园环境，吸引幼儿积极参加一日生活的各项活动，同时指导幼儿顺利离园，以便更好地促进幼儿各方面的发展。

幼儿入园晨检见图5-1-4。

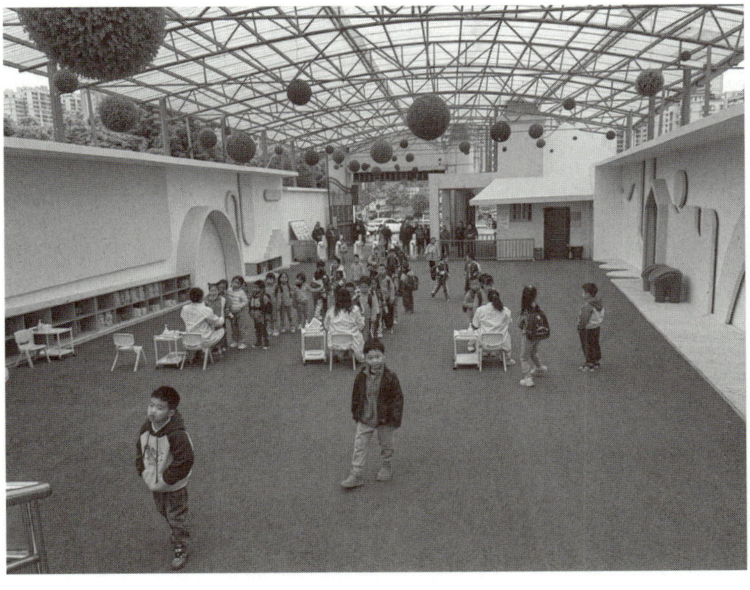

图5-1-4　幼儿入园晨检

任务二

幼儿园生活照护的目标和意义

案例引入

在幼儿园里，有一位新入职的老师小李，她在日常照顾幼儿的过程中出现了问题。一天午睡时间，小李老师没有注意到每个孩子的睡眠习惯和需求。有的孩子喜欢抱着自己的小毯子入睡，而小李老师没有提前了解并准备好，导致这些孩子难以入眠，情绪烦躁；在起床后，小李老师为孩子们穿衣服时，没有根据天气和室内温度合理选择衣物。当天天气较凉，但她给孩子们穿得过于单薄，导致几个孩子在下午活动时感到寒冷，甚至有孩子出现了轻微的感冒症状。在喝水环节，小李老师没有按照幼儿每天所需的饮水量来督促孩子们喝水。有的孩子喝水量不足，导致孩子们小便颜色偏深，味道很大；户外活动时，小李老师又没有关注到个别孩子的体力和耐力差异。有个孩子明显感到疲惫，但小李老师没有及时发现并让其休息，导致孩子在活动结束后累得大哭。这些问题引起了家长们的不满和担忧，也让幼儿园意识到小李老师在幼儿生活照护方面的不足。

工作表单

工作表单1

思考：小李老师在工作中都出了什么问题？如果你是她，你会怎么做？

工作表单 2

思考总结

幼儿生活照护的目标有哪些？

工作表单 3

小组讨论

幼儿生活照护的意义是什么？

学习支持

一、幼儿生活照护的目标

幼儿生活照护旨在为幼儿提供全面、细致、安全和温馨的照顾，帮助他们在幼儿园中健康、快乐地成长。其具体目标包括：

1.帮助幼儿建立合理的生活制度

合理的一日生活制度根据幼儿不同年龄的生理特点，科学、合理安排一日生活中各项活动的顺序和时间（见表5-2-1）。幼儿生活作息的规律直接关系到幼儿身体各系统的发育和健康。在一日的生活中，幼儿按时睡觉、起床、吃饭、游戏、活动，可以建立合理的生活制度。

生活常规是指幼儿在生活活动的各个环节应遵循的行为规范。在生活活动中，应根据幼儿身体发展特点，建立并执行科学合理的生活制度，帮助幼儿了解遵守有规律的生活秩序的重要意义，着力于培养幼儿良好的生活习惯和作息习惯，确保幼儿身体健康发展。良好的生活常规可以帮助幼儿养成生活规律、建立安全感，培养幼儿的自律能力、共同生活的能力

2.促进幼儿的心理健康

营造温暖、关爱和支持的环境，让幼儿感受到安全和被接纳，培养积极的情绪和情感。鼓励幼儿与同伴和教师互动，发展良好的人际关系，增强社交能力和自信心。及时关注幼儿的情绪变化，给予适当的安抚和引导，帮助他们应对挫折和困难。

3.培养幼儿的生活自理能力

逐步教导幼儿穿衣、穿鞋袜、整理玩具等基本生活技能，提高他们的自我照顾能力。引导幼儿学会自主进食、喝水、如厕等，培养独立生活的意识和习惯。通过日常生活中的任务和活动，锻炼幼儿的手部精细动作和协调能力。

4.引导幼儿养成良好的生活习惯

培养幼儿按时作息、规律饮食、整理物品等良好的生活习惯，为今后的学习和生活奠定基础。教育幼儿遵守规则，如排队、轮流、分享等，培养秩序感和公德心。

表 5-2-1 幼儿园一日生活安排表

时间及活动内容	幼儿生活常规
8:00—8:30 早接、晨检	1. 衣着整洁，愉快来园，并能高兴地接受检查。 2. 有礼貌地向老师、阿姨问好，并能主动和家长说再见。 3. 放好书包，饮水后到有关的场所活动，活动后把玩具放回原处。
8:30—8:45 组织幼儿 晨运早操	1. 幼儿要积极参加轻松、活跃的晨运。 2. 早操小班12分钟，中、大班15分钟。 3. 精神饱满，认真准确地按音乐旋律轻松、愉快、整齐做操。 4. 操后参加律动或舞蹈时要求轻松、活泼、愉快。
8:45—9:20 操后休息 吃早餐	1. 会替换沾汗的衣服，自觉清洗，用自己的茶杯喝水，能独立或在老师的提示下把茶杯放回固定位置。 2. 能运用毛巾进行桌面消毒。 3. 愉快、安静地进餐。进餐时学会正确使用餐具，一手拿勺子，一手扶碗，细嚼慢咽，不说话，保持桌面整洁。 4. 进餐完毕离开饭桌，分类放好餐具，大中班要求用湿布抹桌，用餐巾擦嘴，用双手轻轻把椅子放好。
9:20—9:50 10:00—10:30 组织教育教学活动 （集体、分区、分组）	1. 养成良好的学习习惯，坐姿自然正确（挺胸坐直），专心听讲；学习正确握笔和看书姿势。 2. 学习过程中，正确运用感官，积极思考，大胆发言，动手操作，真正做到动口、动手、动脑。 3. 分区或分组活动时，说话、走路、拿放东西要轻。 4. 各自做练习时，不大声讲话，不干扰别人，有自信心，能独立完成作业，完成作业后会分类放好用具和放好椅子。
9:50—10:00 10:30—10:40 课间休息	1. 自由参加一些游戏活动。 2. 有规矩地喝水。 3. 可到厕所大、小便，大、小便时不大声喧哗，便后要洗手，中、大班幼儿便后学会自己擦屁股。
10:40—11:10 餐前准备	1. 让幼儿学习擦汗、更衣洗手等行为。 2. 幼儿懂得餐前洗手的意义，知道怎样洗手。 3. 在老师的指导下，参与有关活动，悦纳自我，在快乐中学到知识或能力。
11:10—11:40 午饭	1. 进餐时学会正确使用餐具，一手拿勺子，一手扶着碗，愉快、安静地进餐，细嚼慢咽，不挑食，不偏食，不掉饭菜。中、大班幼儿要求学会拿筷子。 2. 饭与菜要搭配着吃，菜渣要放在卫生碟里，进餐完毕离开饭桌，分类放好餐具，大、中班要求用湿布擦饭桌。 3. 饭后漱口，用餐后要抹嘴，用双手轻轻地把椅子放好。 4. 自选较安静的活动。

续表

时间及活动内容	幼儿生活常规
11:40—12:00 散步自由活动	幼儿在老师的带领下进行有组织、有纪律的散步,并自由地看、说、玩。
12:00—14:00 午休	1.小班幼儿在老师的帮助下按顺序把衣服放在固定的地方,中、大班幼儿要求独立穿脱衣服。 2.睡眠姿势正确(仰卧或侧卧),不蒙头睡,不趴睡。 3.不带小玩具上床,不吮手指,不准把异物塞进耳、鼻、嘴内。
14:00—14:30 起床梳洗 听广播 做手指操	1.小班幼儿在老师帮助下穿衣服,逐步学会扣扣子、洗脸漱口。 2.中班幼儿按顺序自己穿衣裤、鞋袜,穿鞋子,折叠小毛巾被。 3.大班幼儿渐渐会整理床铺,洗脸漱口。 4.洗脸漱口时不拥挤,互相谦让,不玩水,用水后关水龙头,懂得节约用水。 5.按要求听广播做手指操。
14:30—15:00 吃点心	1.幼儿在吃点心前,必须先洗手,保持手部清洁。教师要提前准备好干净的餐具,并确保点心的盛放和分发环境整洁卫生。 2.幼儿安静有序地坐在自己的座位上等待点心的分发。不插队、不争抢,培养幼儿的耐心和良好的行为习惯。 3.鼓励幼儿独立吃完自己的点心,不挑食、不浪费。提醒幼儿慢慢吃,注意安全,避免噎食。 4.教师要向幼儿介绍点心的名称和营养成分,增进幼儿对食物的了解。观察幼儿的饮食情况,及时给予帮助和指导。 5.幼儿吃完点心后,将餐具放回指定位置。教师组织幼儿进行简单的桌面清理,保持环境整洁。
15:00—16:10 教学游戏活动	1.要求幼儿轻松愉快地参加老师组织的户外活动、室内活动、自由活动。 2.留心观察周围事物,让幼儿通过自己的感官多看、多听、多想、多说、多问,在动手操作中增长知识,发展小手肌肉,锻炼自我服务的能力。
16:20—16:40 活动后整理 一天活动小结	1.收拾玩具、书包,互相检查并整理衣服。 2.上厕所要养成不大声喧哗的习惯。
16:40—17:15 室内游戏 离园	1.边自由活动边等待家长,或参加老师组织的室内游戏,要求幼儿心情要轻松愉快。 2.唱放学歌,有礼貌地和老师、阿姨、同伴再见,离园。 3.见到家长后要主动有礼貌地和家长打招呼。

二、幼儿生活照护的意义

1. 为幼儿的全面发展奠定基础

良好的生活照护能够保障幼儿的身心健康，使他们具备充沛的精力和积极的心态去参与学习和游戏活动，促进智力、语言、艺术等方面的发展。生活自理能力和良好习惯的培养有助于提高幼儿的自我管理能力和自律性，为未来的学习和生活做好准备。

2. 增强幼儿的安全感和归属感

在幼儿园中得到贴心的生活照护，幼儿会感受到家一般的温暖和关爱，从而建立起对幼儿园的信任和依赖，增强安全感和归属感。稳定的情感环境有助于幼儿形成健康的人格和积极的社会情感，促进他们的社会性发展。

3. 提高幼儿园教育质量

优质的生活照护是幼儿园教育的重要组成部分，能够为教育教学活动的顺利开展提供保障。当幼儿在生活方面得到充分的照顾和满足时，他们更能够专注于学习和探索，提高教育效果。

4. 促进家园合作

幼儿园与家长在生活照护方面的沟通与合作，能够让家长更好地了解幼儿在园的情况，增强家长对幼儿园的信任和支持。同时，家长也可以在家中延续幼儿园的教育理念和方法，共同促进幼儿的成长。

项目小结

本项目主要学习幼儿生活照护的相关内容。首先，幼儿生活照护指在托幼机构、家庭等环境中，为幼儿提供物质条件和环境，并给予科学合理照护，以促进其身心健康发展和独立生活能力培养。这一过程需遵循相关政策意见，如家庭负主体责任，政府提供政策引导和支持，包括对家庭的指导、社区支持以及规范服务机构发展等。幼儿生活照护的内容涵盖多个方面，包括幼儿的饮水和进餐、如厕和盥洗、睡眠和起床、入园和离园等照护。幼儿园生活照护的目标是帮助幼儿建立合理生活制度，促进其身心健康，培养生活自理能力和良好生活习惯。其意义在于为幼儿全面发展奠定基础，增强他们的安全感和归属感，提高幼儿园教育质量，同时促进家园合作。

直通赛证

选择题

1.合理安排婴幼儿一日作息要(　　)。

A.掌握不同月龄婴幼儿的饮食、睡眠、大小便、活动的一般规律

B.根据不同季节调整作息内容

C.既要遵循一般规律原则,又要有适当的灵活调整

D.以上都是

2.建立合理的生活制度可以培养幼儿哪种习惯?(　　)。

A.遵守纪律的习惯　　B.良好的生活习惯

C.自我保健的技能　　D.艰苦朴素的习惯

3.秋天到了,乐乐幼儿园的作息时间有了细微的变化,小班幼儿的入园时间变晚了,午睡时间变短了,这说明(　　)。

A.作息制度是不可以改变的,乐乐幼儿园的小班违规了

B.作息制度可以随着季节特点做出相应调整

C.小班可以随着季节调整作息,其他年龄段不可以调整

D.以上都不对

4.离园的时间到了,孩子们都陆续回家了,萌萌妈妈还没有来接萌萌。萌萌一遍遍地问老师:"妈妈什么时候来啊?"她显得非常着急和不安。对于保育老师来说,以下行为不正确的是(　　)。

A.和萌萌一起做游戏　　B.安抚萌萌,不要着急

C.不理会萌萌,冷处理　　D.给萌萌妈妈打电话

5.婴幼儿被套的拆洗频率是(　　)。

A.每月1次　　B.每月2次

C.每月3次　　D.每月4次

实践实训

把学生分为8—10人一组,随机抽取代表让其说出幼儿生活照护的内容、目标、意义,并简单阐述儿童观的内容。

项目评价

评价内容	自我评价			小组评价			教师评价		
	A	B	C	A	B	C	A	B	C
能清楚地说出幼儿生活照护的内容									
能清楚地说出幼儿生活照护的目标									
能清楚地说出幼儿生活照护的意义									
能够简要地阐述自己的儿童观									
总评得分									

推荐阅读

[美]斯蒂文·谢尔弗.美国儿科学会育儿百科(0～5岁)[M].池丽叶,栾晓森,王智瑶,译.北京:北京科学技术出版社,2012.

项目六

幼儿入园、离园照护

学习目标

知识目标

1. 掌握幼儿入园、离园准备的主要内容。

2. 掌握晨、午检的基本流程与具体内容。

能力目标

1. 通过学习，根据幼儿的身心特点，能为幼儿入园、离园做好物质和精神准备。

2. 通过小组讨论和实操等形式，能独立进行和入园、离园相关的流程操作。

职业素养目标

通过了解入园、离园照护的重要性，增强对幼儿生活保育的责任心。

学习重难点

学习重点

掌握幼儿入园、离园准备的主要内容及基本流程。

学习难点

能独立进行入园晨、午检等操作。

思维导图

- 幼儿入园、离园照护
  - 幼儿入园照护
    - 入园准备
    - 入园接待
    - 晨(午)检
    - 幼儿入园注意事项
  - 幼儿离园照护
    - 幼儿离园流程
    - 幼儿离园要求
    - 幼儿离园照护
    - 离园注意事项

任务一

幼儿入园照护

案例引入

在一个阳光明媚的早晨，小明和他的爸爸妈妈一起来到了幼儿园。这是他第一次离开家，来到这个全新的环境，小明既兴奋又紧张。他们走到幼儿园的大门口，小明抬头看着那座五彩斑斓的教学楼，眼里闪烁着好奇的光芒。他紧紧握住爸爸妈妈的手，跟着他们走进了幼儿园的大门。一进入幼儿园，小明就被眼前的一切吸引住了。有滑梯、秋千、沙池等各种好玩的游乐设施，还有许多和他一样大的小朋友在玩耍。小明的心情顿时变得轻松起来，他开始期待着即将开始的幼儿园生活。小明的爸爸妈妈把他带到了班级门口，一位和蔼可亲的老师微笑着迎接他们。老师向小明介绍了自己和其他小朋友，还给他准备了一个小礼物，让他感到十分温暖。接下来，老师带着小明参观了教室、卫生间和午睡室等地方，让他对幼儿园的环境有了初步的了解。小明好奇地东张西望，对一切都充满了好奇。在参观的过程中，小明遇到了几个小朋友。他们热情地和小明打招呼，邀请他一起玩玩具。小明虽然有些害羞，但在小朋友们的热情邀请下，他也开始尝试着和他们交流、玩耍。时间过得很快，转眼间就到了放学时间。小明的爸爸妈妈来接他了。在离开之前，小明依依不舍地和老师、小朋友们道别。他知道自己明天还要来这里，开始期待起自己的幼儿园生活了。

工作表单

工作表单 1

思考：小明的老师的做法如何？假如你是幼儿园老师，你会怎么做？

工作表单2

思考总结

保育老师应该为幼儿入园做哪些准备？需要注意哪些细节？

入园准备	注意细节

工作表单3

小组讨论

晨检流程有哪些？过程中应该注意什么？

晨检流程	注意事项

学习支持

一、入园准备

早上幼儿入园情绪的好坏会影响幼儿一天的日常生活，如果幼儿情绪的稳定性较差，那么受外界环境影响而波动的概率就会变高，因此，做好入园准备是保证幼儿一日生活活动正常进行的前提。入园具体内容如下：

（1）开窗通风，保证室内空气流通。由于幼儿身体抵抗力较弱，容易受到污浊空气中病菌的感染，因此保持室内空气的干净、清新尤为重要。

（2）饮水桶清洁与消毒。每天清洁一次保温桶，一般都是在幼儿入园前进行；每周对保温桶消毒一次，确保保温桶处于干净状态。清洁、消毒完后准备好开水，保证幼儿一日饮水量。

（3）幼儿易接触地方的清洁、消毒。用清水擦洗干净后，用消毒液擦拭杯架、玩具柜、水龙头等幼儿易接触到的地方，并再次用清水清洗干净，保证清洁卫生。

（4）室内外卫生打扫，检查并整理物品。再一次对活动室内、外物品进行擦拭、整理，以防有灰尘与不安全的物品；检查是否有对幼儿产生危害的尖角类的物品，如有的话，要及时处理。

二、入园接待

入园是幼儿园一日生活的重要组成部分，它是幼儿在园愉快情绪开启的重要时点，也是师生个别化互动以及对幼儿实施养成教育的重要途径，更是建立良好家园关系的宝贵契机。

入园接待这一环节虽然短暂，但对幼儿、家长的影响却是不容小觑的。合理的入园接待，能使幼儿身心愉悦，实现家园间的有效沟通，促进幼儿园保教质量的提高。入园接待具体内容如下。

（1）以热情、亲切的态度接待幼儿，并向家长询问幼儿在家的情况，听取家长的意见和要求。让幼儿感受到老师的关爱，让家长对老师产生绝对的信任感，见图6-1-1。

(2)愉快入园,教会幼儿有礼貌地和老师、小朋友相互问候,并有礼貌地和家长告别,如会用“早上好”“您好”“再见”等礼貌用语打招呼。

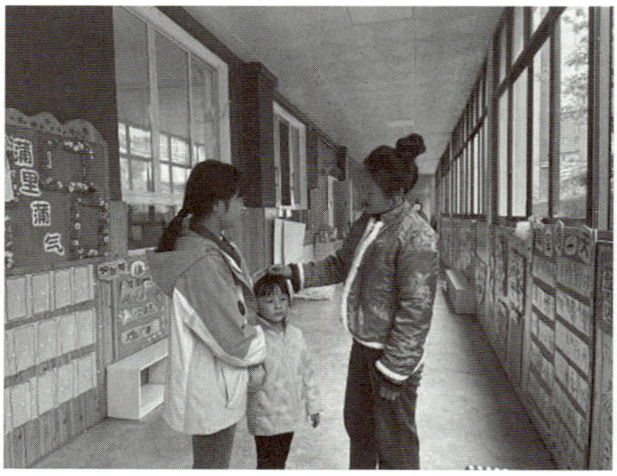

图6-1-1　入园接待

(3)做好个别幼儿携带的玩具、衣物、图书等的交接工作。特别是对需要特殊照顾的幼儿,需要跟家长确认再登记记录,并且要准确、详细。如幼儿的姓名、照顾哪一方面等需要一一记录。

(4)开展丰富多彩的活动,如智力游戏、体育游戏、折纸剪纸活动、开放区域游戏,让幼儿自主选择自己喜欢的活动。

(5)根据幼儿不同状况及身心发展的个别差异,做好入园的个别照护工作。

讨论:幼儿园晨检的时候遇到幼儿精神萎靡的情况该如何处理?

三、晨(午)检

(一)晨检的内容及卫生要求

晨检是幼儿园为加强传染病防控及对幼儿健康状况、安全进行观察而采取的一种措施,目的是及时发现幼儿的健康和安全隐患,防止幼儿将传染病及危险物品带入园所;午检是幼儿起床后对幼儿健康和安全进行观察,及时发现并排除隐患的措施。二者虽在不同时间段进行,但目的一致,实施过程一致,具有维护幼儿健康、保障幼儿安全的双重意义。托幼机构的晨检、午检按常规项目进行,一般要求:对幼儿的脸色、皮肤、眼神、咽喉、精神等进行观察,并询问幼儿的情况。

(二)晨(午)检的实施

微视频:
晨检

晨(午)检基本流程如下:

一摸:老师用手触摸幼儿额头,摸其是否发烧、淋巴结是否肿大。

二看:老师看幼儿精神是否良好,有无萎靡、嗜睡、精神不振或过于兴奋、烦躁等反常现象;看幼儿五官、皮肤、眼结膜有无异常红肿,脸部、颈部及手部等裸露在外的皮肤有无异常皮疹等。

三问：老师询问幼儿是否有身体不适感，饮食、睡眠、大小便是否规律。

四查：老师仔细观察幼儿有无携带不安全物品，如尖锐物品、珠子、豆子等危险品。如有携带，则请家长带回或自己代为保管；若代为保管，可将物品放在固定位置，待幼儿回家时归还，并交代家长和幼儿以后不能带此类物品入园。

五记：记录有异常幼儿相关情况，并跟带班老师进行交接，以便于对孩子进行有针对性的观察和照护。

具体操作可见图6-1-2。

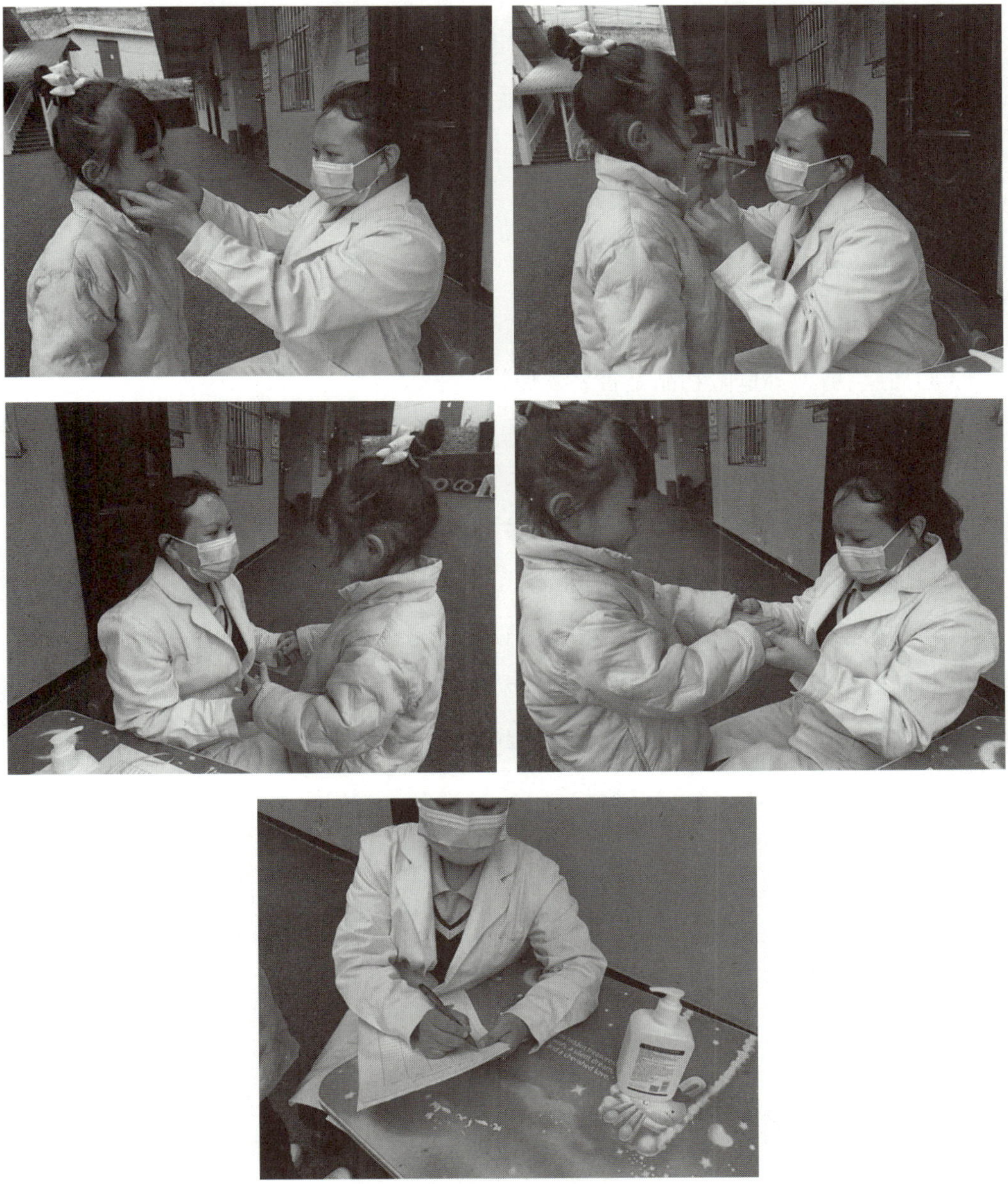

图6-1-2 晨检流程

根据询问和查看的情况，经体温测试确定后，若有身体发热的幼儿，并伴有头疼、咳嗽、手上出现疱疹等，以及不能确定的症状，通知家长，劝其马上带幼儿到医院诊治。经检查身体无异常的幼儿进入幼儿园后，各班带班老师应立即对幼儿进行第二次检查，再次向幼儿询问晨检内容，并进行细致的查看，检查、询问内容同上；如再有身体发热的幼儿，应带幼儿到观察室进行诊断，体温测量正常后，方可继续参加活动；如幼儿体温不正常，应主动联系家长，劝其送幼儿到医院诊治。第二次检查应在幼儿入班半小时后进行。

四、幼儿入园注意事项

（一）设施设备安全

（1）地面水渍是否清理干净。

（2）准备好的水桶是否上锁。

（3）窗台的杂物和窗钩是否整理好。

（4）插座、剪刀等危险物品是否妥善保管。

（二）物品安全

（1）用具和投放的物质材料摆放是否合理。

（2）玩教具材料体积是否适合幼儿。

（3）物品柜的尖角、材质不光滑和重心偏高等是否处理。

（4）活动室材料中的小型玩具是否损坏、有裂缝、棱角带刺，大型活动材料是否有螺帽松懈脱落、绳索磨损、金属架生锈断裂等现象。

任务二

幼儿离园照护

案例引入

下午四点半，幼儿园里响起了欢快的放学铃声。小朋友们纷纷从各个活动室里走出来，准备离园回家。小辰的妈妈早早地来到了幼儿园门口，等待着接小辰回家。小辰看到自己的妈妈，高兴地跑了过去，扑进了妈妈的怀抱。老师走过来，和小辰的妈妈进行了简短的交流，告知了小辰今天在幼儿园的表现和一些注意事项。小辰的妈妈认真听着，不时点头表示理解。随后，老师递给小辰妈妈一张离园卡，这是幼儿园为了保障孩子们的安全而实行的一项制度。家长需要出示离园卡，才能接走孩子。小辰妈妈接过离园卡，感激地对老师说："谢谢老师今天的照顾，小辰在家也会继续努力的。"老师微笑着回应："不客气，小辰今天表现很好，希望他在家里也能继续保持好习惯。"小辰和妈妈向老师道别后，手牵手地离开了幼儿园。在回家的路上，小辰兴奋地和妈妈分享着今天在幼儿园里学到的知识和发生的趣事。

工作表单

工作表单 1

思考：这个离园过程你觉得如何？假如你是幼儿园老师，你会怎么做？

工作表单2

思考总结

保育老师应该为幼儿离园做哪些准备？需要注意哪些细节？

离园准备	注意细节

工作表单3

小组讨论

离园时的活动内容有哪些？过程中应该注意什么？

学习支持

离园是幼儿园一日生活的最后一个环节，使幼儿安全、快乐地离园是教师的一日工作目标，其重要性非常明显。

一、幼儿离园流程

离园是一日活动中最后一个环节，也是最容易被教师忽视的一个环节，这就需要保教人员能了解幼儿离园照护工作的流程。一般情况下，幼儿离园照护工作的流程分为三步。

（一）幼儿离园前

（1）组织幼儿喝水、如厕，分发衣帽。

（2）提醒幼儿带好自己的物品。

（3）协助组织幼儿进行安静小活动，如讲故事（见图6-2-1）、进行区角活动等，稳定幼儿情绪。

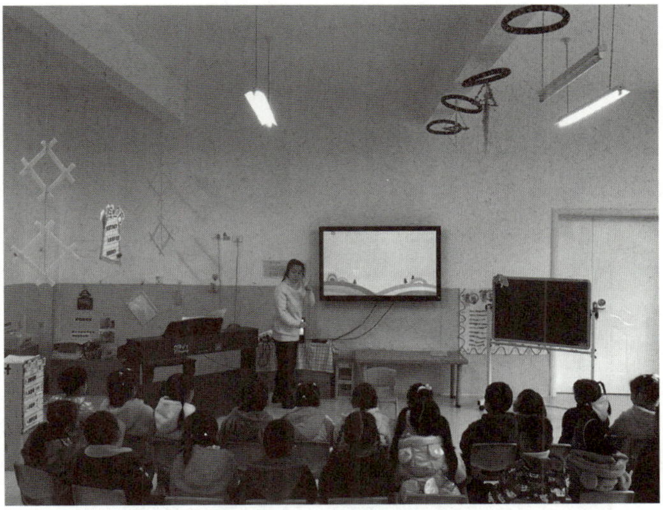

图6-2-1　讲故事活动

（4）整理活动室，迎接家长的到来。

（二）幼儿离园时

（1）帮助幼儿检查衣物整理情况。

（2）听到室外主班老师叫到幼儿名字后方可让幼儿离开教室。

(3)热情接待有疑问的家长,能主动邀请家长进行有目的的简短交谈。

(4)提醒幼儿主动向家长问好,向老师、其他小朋友们说再见。

(三)幼儿离园后

(1)整理室内物品和卫生。如安全存放饮水桶、毛巾、杯子等,做好清洁卫生。

(2)认真检查本班的门窗、水电是否关闭。

(3)打开紫外线灯,锁门下班。

二、幼儿离园要求

一天的幼儿园活动结束了,短短半小时的离园环节同样是十分重要的,在这半小时的时间里,家长想要了解幼儿在幼儿园一天的生活情况,同时幼儿园也需要和家长做好沟通,这不仅仅关系到幼儿的自身情况,也是家长对幼儿园和保教工作者职业操守的评价渠道。离园的常规要求如下。

(一)对幼儿的要求

(1)离园前,乐于自己整理仪容,喜欢干净和整洁,保持一种稳定、愉悦的情绪等待家长来接。

(2)离园时,会将玩具、材料、椅子等收放整齐,保持环境的整洁和有序并能带好回家物品。图6-2-2中幼儿正在整理自己的物品。

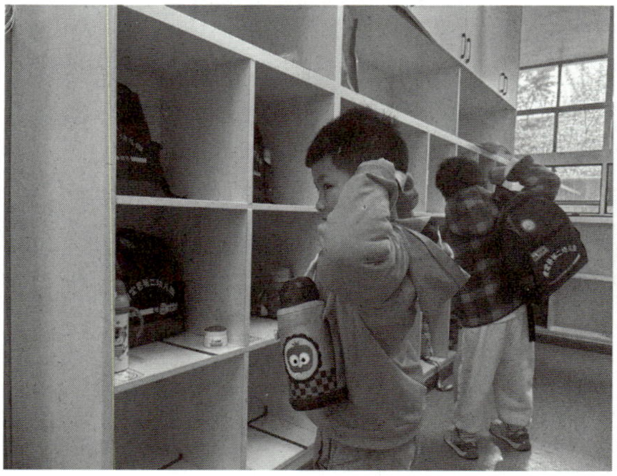

图6-2-2　幼儿正在整理自己的物品

(3)离园后,能主动、有礼貌地同老师、其他小朋友们告别,愉快地离园回家并约好明天愉快地入园,同时注意要跟随家人离园,不独自离园,不跟陌生人走。

（二）对保教人员的要求

（1）离园前，老师要检查幼儿仪容是否整洁，提醒幼儿带好回家的用品，并与幼儿进行简短的离园总结，同他们一起回顾园内一天的生活，表扬好人好事；对他们进行安全教育和礼貌教育，提醒他们回家的注意事项。

（2）离园时，家长来接幼儿时，老师可向家长介绍幼儿在园的情况，对未及时接走的幼儿应组织适宜活动等待家长来接。

（3）离园后的整理。幼儿全部离园后，老师检查活动室是否已经整理完毕，必要时准备好第二天要用的材料。

三、幼儿离园照护

（一）幼儿离园前的活动

幼儿在幼儿园一天的生活结束后，即进入最为关键的离园环节，离园环节是让幼儿身心放松、进行整理的重要阶段。经过一天丰富多彩的幼儿园生活，幼儿获得了许多的亲身感受和体验。老师利用短暂的离园时光，有计划地组织幼儿进行离园整理，可以帮助幼儿梳理一天的活动和收获，这对幼儿获得情感认知、情绪体验，提高自我服务和生活的能力都具有重要意义。离园环节保育老师的具体工作，归纳起来包含以下内容。

1.填写幼儿一日反馈表

根据幼儿当天的表现将“幼儿一日反馈表”填写完整后进行张贴展示，让家长接幼儿时能看到幼儿的进餐、喝水、大小便情况及活动表现。

2.整理需要带回家的物品

（1）有序地组织幼儿如厕、洗手、喝水，并将所用物品放回指定位置。

（2）将幼儿需要带回家的物品整理好后放在门口接待橱柜上并提醒家长带走。

3.稳定幼儿情绪

提前准备一些诸如讲故事、区角活动、生活知识延伸等活动内容，便于稳定幼儿情绪。

4. 清点幼儿人数

幼儿离园前，教师要按照当天的出勤记录清点幼儿人数。清点幼儿人数时除了核对出勤记录上的总人数与班级实际人数是否相同外，还要核对出勤记录上标注出勤的幼儿是否实际出勤。

5. 指导幼儿提升自理能力

（1）要提示、指导或帮助幼儿清洁仪容、整理衣服（见图6-2-3）、系好鞋带、学会收纳，特别在冬春季节要注意随时帮助幼儿提裤子，避免腹部着凉。

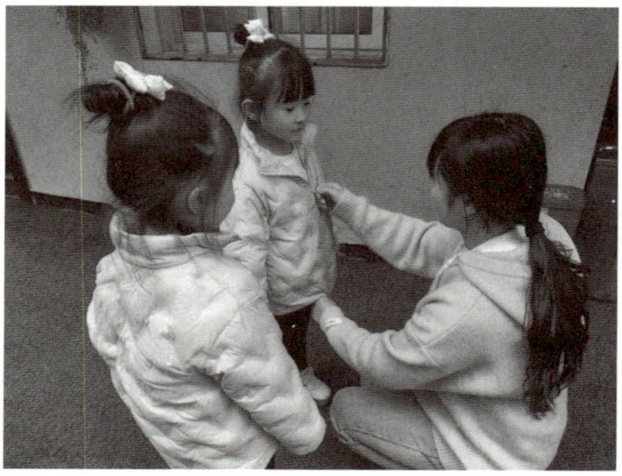

图6-2-3　老师帮助幼儿整理衣服

（2）逐一查看幼儿脸上是否留下脏污的痕迹，头发是否凌乱，穿戴是否整齐。

（3）对于年龄较小或生活自理能力较弱的幼儿，教师还要检查其是否有尿湿、汗湿等情况，如有，应及时为幼儿更换洁净的衣物或反馈给家长。

（二）幼儿离园时的活动

1. 稳定情绪、愉快离园

（1）通过讲故事、唱歌、游戏等不同的道别方式与幼儿进行亲切互动，帮助他们回想一天中快乐的事情，鼓励他们的点滴进步，使幼儿感受到自己很能干，稳定幼儿情绪。

（2）要引导幼儿将自己的小椅子收回并放到固定的地方。

（3）要用亲切的口吻与幼儿约定明天再见（见图6-2-4），使他们能保持良好的情绪愉快回家，还要提醒幼儿离园后不乱跑，要拉着大人的手。对于晚接走的幼儿，让他们进行安静小活动并安抚幼儿的情绪，直到幼儿全部被接走。

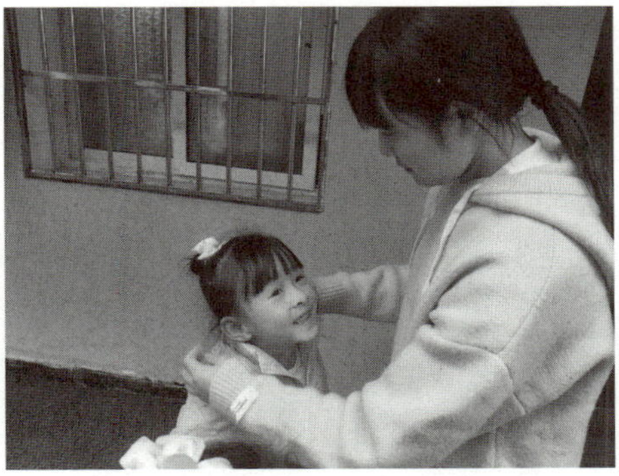

图6-2-4　老师用亲切的口吻与幼儿约定明天再见

2. 接待家长

家长入园接幼儿离园时，保育老师应热情接待家长，主动与家长沟通幼儿在园的情况，耐心细致地与家长交接幼儿物品，但不宜与个别家长进行长时间的沟通，因为还要兼顾其他家长和幼儿。如有长时间交流的需要，可与个别家长商议，另外约定交流时间。家长离开时，保育老师均应主动与家长和幼儿说再见（见图6-2-5）。

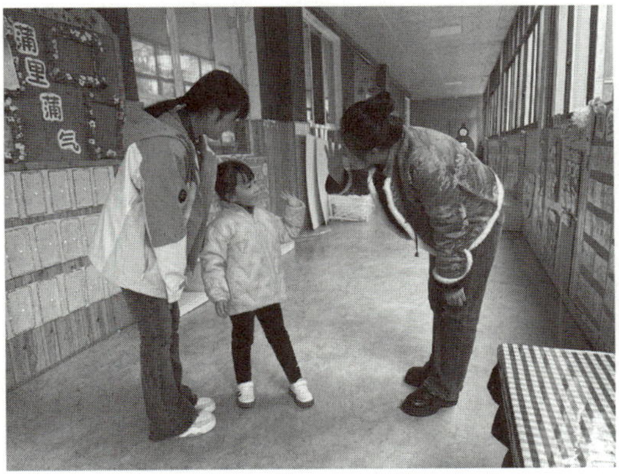

图6-2-5　老师与幼儿、家长说再见

（三）幼儿离园后的活动

1. 幼儿活动区域的整理工作

幼儿每天都会玩玩具和操作活动区的各种材料，虽然每次使用后老师都会引导幼儿将材料整理好并放回原处，但难免会出现收拾不整齐的现象。幼儿离园后，保育老师应根据班级使用需要将玩具柜、桌椅归位，摆放整齐。

2. 幼儿活动区域的清洁与消毒工作

每天下班前，保育老师要对幼儿活动室、盥洗室、寝室等进行清洁（见图6-2-6）、消毒（活动室中所有幼儿能接触到的家具在清洁后都要用消毒液擦拭）；还要检查水龙头、电灯、风扇、空调等的电源开关是否处于关闭状态；最后关好门窗、打开紫外线灯进行消毒。

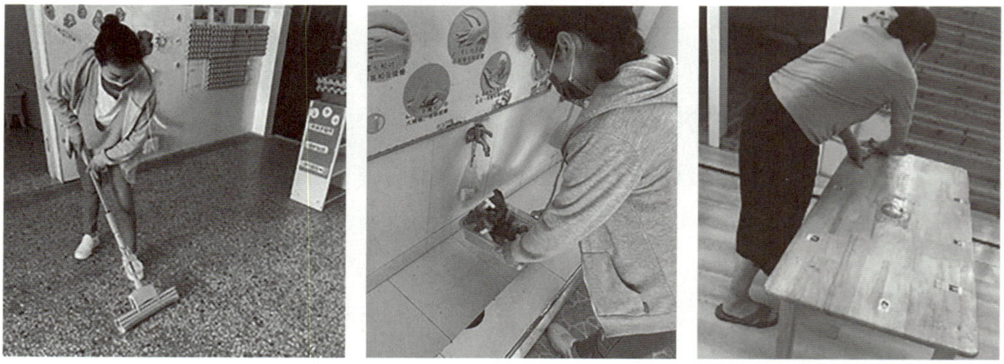

图6-2-6　保育老师正在进行清洁

3. 幼儿次日活动所需用品的准备

当日工作结束后，保育老师要为次日工作做准备。内容包括以下三个方面。

（1）劳动用品。

次日晨间幼儿入园前，保育老师还要对活动室、寝室、盥洗室等进行清洁。因此，当日工作结束后，保育老师应对拖把、抹布等清洁工具进行清洗、消毒，悬挂晾干，并检查洗涤用品是否充足。

（2）幼儿生活消耗用品。

幼儿在园所需的生活消耗用品有洗手液（或肥皂）、餐巾纸、护肤品、卫生纸等，保育老师要检查这些生活用品数量是否能满足次日所需。

（3）幼儿活动材料。

要协助班级老师按照活动计划中的内容，将次日开展教学活动、游戏活动、户外体育活动、生活活动所需的材料准备好。

四、离园注意事项

（一）幼儿安全

（1）防止幼儿被冒领。

（2）防止幼儿擅自离园。

（3）接送幼儿的家长相对固定，防止陌生人或未成年人接走幼儿。

(二)环境安全

(1)检查水龙头是否关闭,电源插座是否拔下,电源开关是否关闭。

(2)关闭室内电灯,打开紫外线灯消毒。

(3)检查窗户是否关闭并插好插销,锁好大门。

(4)做好一天的相关记录。

项目小结

本项目主要围绕幼儿入园、离园照护展开,重点学习内容包括以下方面。在幼儿入园照护中,保育老师要做好入园准备,如通风、清洁饮水桶、打扫卫生并检查整理物品。入园接待时,应以热情态度接待幼儿和家长,询问幼儿在家情况,教幼儿礼貌用语,做好物品交接和个别照护,开展丰富活动。晨(午)检是重要环节,包括摸、看、问、查、记的流程,及时发现并处理幼儿健康问题。同时,要注意设施设备和物品安全,防止意外发生。在幼儿离园照护方面,离园流程分为离园前、离园时和离园后三个阶段。离园前要组织幼儿做好各项准备,进行安静活动并整理活动室;离园时帮助幼儿检查衣物,有序离园,热情接待家长并提醒幼儿礼貌告别;离园后要整理室内物品和卫生,检查关闭相关设备。幼儿离园要求包括幼儿自身要保持整洁、有序,有礼貌地离园,而保教人员要做好检查、教育和与家长的沟通工作。离园照护还包括离园前的活动,如填写反馈表、整理物品、稳定情绪、清点人数;离园时要稳定幼儿情绪,接待家长;离园后要进行区域整理、清洁消毒和准备次日用品。此外,离园注意事项包括确保幼儿安全,防止冒领和擅自离园,以及保证环境安全,检查相关设备关闭情况并做好记录。通过这些学习,保育老师能更好地保障幼儿入园、离园的安全和舒适,促进幼儿健康成长。

直通赛证

选择题

1.关于晨检,下列说法正确的是(　　)。

A.晨检是保健医生的职责,和保育老师无关

B.一周中,一天进行重点全面的晨检,其他时间走走形式,这样就不会引发危机

C.学前教育机构可以根据传染病发病季节的特点,做有侧重的检查

D.以上都不正确

2. 入园环节不包括(　　)。

A. 晨间活动　　B. 晨检

C. 晨间接待　　D. 集中教学活动

实践实训

准备有流动水清洁条件的实训室，幼儿园晨检专用酒精、手套、口罩、手电筒等。把学生每8—10人分为一组，在实训室模拟入园晨检全过程。

项目评价

序号	考核项目	评分标准	学生自评			学生互评			教师检评		
			A	B	C	A	B	C	A	B	C
1	时间要求	两分钟内完成实训									
2	过程要求	一摸									
		二看									
		三问									
		四查									
		五记									
		问题处理									
3	准备要求	做好实训的知识、技能、工具准备									
4	沟通要求	与相关人员(幼儿、家长、教师)进行及时、有效的沟通									
实训总分											

推荐阅读

[1]洪兰,蔡颖卿.教养在生活的细节里[M].北京:北京时代华文书局,2023.

[2][加]詹妮弗·劳埃德.幼儿园里我最棒[M].徐辰,译.北京:北京科学技术出版社,2020.

项目七

幼儿饮水、盥洗照护

学习目标

知识目标

1. 掌握幼儿饮水照护相关知识。

2. 能用正确的方法为幼儿准备饮水，并能照护不同年龄阶段的幼儿饮水。

3. 了解幼儿盥洗中存在的主要问题，了解幼儿盥洗照护的任务和职责。

4. 掌握幼儿盥洗的指导策略。

能力目标

1. 通过案例分析，能够理论联系实际，具备幼儿饮水照护的实践应用能力。

2. 通过小组讨论等形式，培养学生的沟通能力和自我反思能力，能够不断优化自己的工作方法和技能。

3. 能指导幼儿采用正确方法进行盥洗。

4. 在实践中协助幼儿进行盥洗，提高实际操作的能力。

职业素养目标

1. 加强对幼儿身心健康的关注和热爱，增强职业责任感和使命感。

2. 能有意识地培养幼儿良好的饮水习惯。

3. 培养良好的卫生习惯和生活自理能力，能够自觉地保持个人卫生，树立正确的卫生观念和安全意识。

4. 培养职业责任感和敬业精神，关注和照顾每一个幼儿的身心健康。

学习重难点

学习重点

1. 能用正确的方法为幼儿准备饮水，并能照护不同年龄阶段的幼儿饮水。

2. 具备幼儿饮水照护的实践应用的能力。

3. 掌握幼儿盥洗的指导策略。

4. 能指导幼儿采用正确的方法进行盥洗。

学习难点

1. 具备幼儿饮水照护的实践应用能力，培养幼儿良好的饮水习惯。

2. 在实践中协助幼儿进行盥洗，提高实际操作的能力。

思维导图

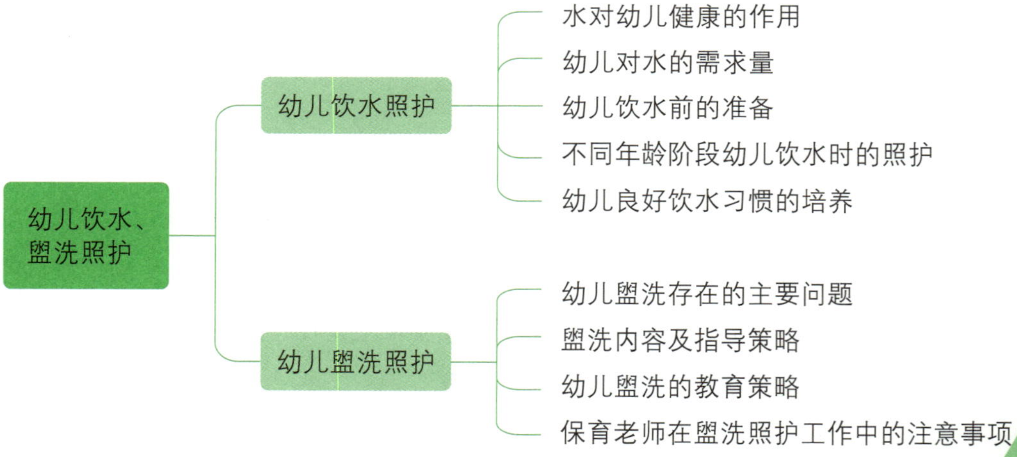

任务一

幼儿饮水照护

案例引入

幼儿园每天早上都要给孩子们准备一天的饮用水。早上，小一班保育老师来到幼儿园，整理着装后就手提饮水桶来到开水房给小朋友们准备饮用水。她打开水桶盖，把开水接到桶里，看到桶里水量差不多时，关上水龙头，盖好盖子，提着饮水桶回到教室，告诉小朋友们："这是开水，大家接水喝的时候小心一点，喝之前要先吹冷。"

工作表单

工作表单1

思考：上述案例中保育老师的做法对吗？假如你是保育老师，你会怎么做？

工作表单2

思考总结

保育老师应该如何为幼儿准备饮用水？需要注意哪些细节？

工作表单3

小组讨论

针对不同年龄的幼儿，保育老师应该如何照护他们饮水？过程中应该注意什么？

学习支持

一、水对幼儿健康的作用

水是人体必需的养素之一，在人体中，水的含量约占体重的60%—70%，身体不同部位的水分含量也不同，如大脑组织中的水分约占80%，血液中的水分高达90%。人体中每个细胞的生存都离不开水。水对人体健康有十分重要的作用，表现在以下四个方面。

（一）代谢功能

人体内一切物质的新陈代谢都离不开水的参与。

（二）调节体温功能

水能吸收人体物质代谢产生的多余热量，调节体温，从而使体温维持在正常范围。

（三）溶解功能

人体内的所有无机盐、各种有机化合物、各种酶和激素，在水的作用下才能发挥作用。

（四）消化功能

人体内的消化液的主要成分是水，如唾液、胃液、胆汁、胰液、肠液等，消化液完成对食物的消化吸收。

（五）运输功能

人体血液中80%以上是水，血液在心脏与血管系统构成的闭环式结构中不断循环，能量交换和物质转运得以进行取决于水的运输作用。

二、幼儿对水的需求量

幼儿身体所需水分主要通过食物、体内新陈代谢、直接饮水的方式来获得。根据正常生理需要，不同年龄的幼儿对水的需要量有所不同。通常情况下，1—3岁的幼儿每日总需水量为1300 mL左右，每日每千克体重可摄入100—150 mL，除去饮食摄入的水分外，每日饮水为600 mL左右；4—6岁幼儿每日总需水量为1600 mL左右，每日每千克体重可摄入90—110 mL，除去饮食摄入的水分外，每日饮水为800 mL左右。

幼儿对水的需求量会随着外界的气温、幼儿活动量的大小、食用食物的质与量等的变化发生一定的变化。通常，气温越高、活动量越大，幼儿出汗就会越多，对水的需求量就会增加；幼儿摄入的蛋白质、无机盐较多时，对水的需求量也会增加。尤其是在大量出汗、腹泻、呕吐之后，由于机体丢失大量的水分，应及时补充水，以防脱水。总之，应保持幼儿的饮水量充足。

三、幼儿饮水前的准备

（一）幼儿饮用水准备

为幼儿准备饮用水，是保育老师每天必须做的工作之一，用正确的方法为幼儿准备适宜的饮用水，对幼儿的身体健康具有重要意义。为幼儿准备饮用水分两个步骤进行，其一是清洗饮水桶，其二是为幼儿打水。

微视频：
水杯饮水指导

1. 清洗饮水桶

保育老师在为幼儿准备饮用水前，首先应该清洗饮水桶，清洗饮水桶分以下四个步骤进行。

（1）倒掉前一天的剩水。

（2）用洗涤剂把饮水桶内外、水龙头、出水口都清洗干净。

（3）用消毒液擦拭水龙头和出水口，这里需要注意的是，水龙头和出水口需要每天消毒，桶身2—3天需消毒一次。

（4）用清水将饮水桶内外清洗干净。

2. 到开水房打水

彻底清洗饮水桶后，保育老师需要到开水房打水，需要注意的事项如下：

（1）开水房应全天供应温开水。

（2）保育老师打水后需要控制水温：一般幼儿饮用水温控制在37—40 ℃比较合适。冬季可以利用桶盖等对水进行保温；夏季可以提早打水，以便降温。

(3)打水后必须及时盖严桶盖,避免污染。

3.饮用水准备的注意事项

保育老师在为幼儿准备饮用水的过程中,应当注意以下几点。

(1)开水不进教室。

(2)幼儿喝水前应先取一两杯饮用水,并将之舍弃。

(3)补充饮用水时要注意安全,以防烫伤、撞伤等。

(二)幼儿水杯消毒

保育老师准备好干净且温度适宜的饮用水后,应在适宜的时间组织幼儿饮水。幼儿喝水前,保育老师应当为其准备清洁与消毒后的水杯。

保育老师清洁与消毒水杯应按以下程序进行:

(1)用洗涤剂先清洗杯口、杯内和杯底,再清洗杯柄、外侧和外底。

(2)用流动水反复冲洗干净,将水杯放在容器中。

(3)水杯需每日清洗消毒,消毒可用煮沸法或蒸汽消毒法,消毒前擦净水杯上的水渍。消毒完成后,将水杯倒扣放置,沥干水分。

(4)将水杯放置在杯架上,杯柄朝外,此时,保育老师应握住杯柄,禁止接触杯内和杯口。

四、不同年龄阶段幼儿饮水时的照护

保育老师组织不同年龄阶段的幼儿饮水,照护方式也有所不同,具体内容如下。

(一)对3岁以下幼儿的饮水照护

受年龄的限制,保育老师对3岁以下幼儿饮水照护的力度更强,具体操作程序如下:

(1)保育老师应将温度和水量适中的饮用水倒入幼儿的杯子中,放置在幼儿面前。

(2)提醒幼儿轻轻端起水杯,缓慢地倾斜水杯,一口一口地将水喝下。

(3)帮助或提醒幼儿将嘴擦干净。

（二）对3岁以上幼儿的饮水照护

对于3岁以上的幼儿，保育老师应培养其独自接水、喝水的能力。此外，针对年龄较大的幼儿，应该培养其根据需要自行补水的习惯。所以，对3岁以上幼儿饮水的照护，基本上是组织他们独自取水、喝水，具体操作程序如下：

（1）保育老师强调喝水前应先洗手，然后去拿自己的杯子。

（2）保育老师指导幼儿接半杯水，然后端好水杯回到自己的座位，并坐下安静地喝水，喝完可以再接。

（3）提醒幼儿开始喝水时要小口尝试，避免烫伤，若水较烫，应等水凉了后再喝。喝水过程中，保育老师应提醒幼儿不要说笑，防止发生呛咳。

（4）告知幼儿喝完水后将杯子放回杯架原位，养成良好习惯。

照护3岁以上幼儿饮水的程序见图7-1-1。

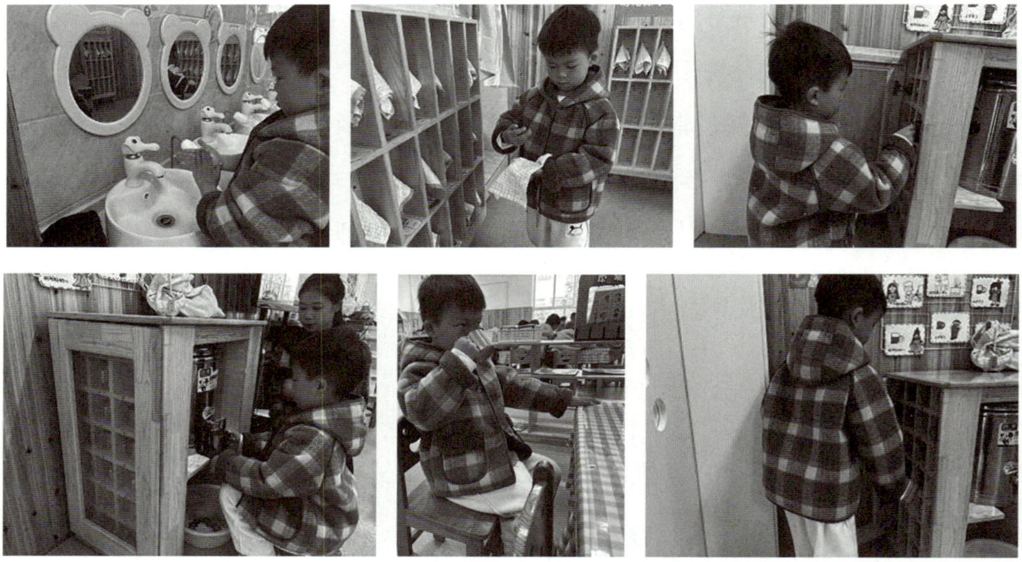

图7-1-1　3岁以上幼儿饮水流程

（三）照护幼儿饮水的注意事项

在幼儿饮水过程中，应该注意以下几点：

（1）按时提醒幼儿饮水，尤其是对年龄较小的幼儿。

（2）引导幼儿有序排队接水，避免推挤。

（3）要求幼儿坐在自己的座位上喝水，避免泼洒。

（4）注意控制剧烈运动后的幼儿的饮水量。因为剧烈运动后大量饮水会使回心血量突然增加，加重心脏负担，不利于心脏健康，此时可少量饮水，以湿润干渴的嗓子。

（5）提醒幼儿注意喝水的速度，要一口一口，小口慢饮，不能太快。

五、幼儿良好饮水习惯的培养

良好的饮水习惯有益于身体健康，家长或保育老师应当培养幼儿良好的饮水习惯，内容如下。

（一）培养幼儿喝凉白开水的习惯

幼儿园应保证足够的凉白开水供应量，让幼儿有充足的饮用水。针对不愿意喝凉白开水的幼儿，保育老师需要加以引导，使幼儿明白喝凉白开水有益于健康，饮水量可由少到多逐渐增加。同时，一日活动中，保育老师应注意提醒幼儿喝凉白开水，逐渐培养幼儿喝凉白开水的习惯。

（二）培养幼儿主动饮水的习惯

一日活动中，保育老师应根据天气、幼儿的活动量等提醒幼儿喝水，还应培养幼儿主动饮水的习惯。针对年龄较大的幼儿，保育老师应引导其知道根据自己的活动量和出汗量，及时补充饮水量。这里需要注意以下三点：

（1）对于不爱喝水的幼儿，保育老师要注意他们的饮水量。

（2）患病或患病初愈的幼儿、体质较弱的幼儿应多饮水。

（3）幼儿剧烈运动后、极度口渴的情况下不宜大量饮水，应少量多次缓慢补充水分。

（三）培养幼儿慢喝水的习惯

慢喝水与快喝水作用于人体后产生的结果是大不相同的，表现在以下三点。

1.吸收不同

大口、快速地喝水，虽然能让人感觉很舒服、解渴，但可能会使胃酸浓度降低，影响人体消化机能；运动后人体的盐分会随着出汗而丧失，大量喝水不但不能补充盐分，还会破坏体内水盐代谢平衡，影响人体正常生理机能，甚至可能会发生肌肉痉挛。

2.散热不同

小口、缓慢地喝水,水在肠道中流速缓慢,能更好地调节血液和组织液的正常循环,与大口、快速地喝水相比,小口喝水能使水在肠道流动过程中溶解营养素使之易于吸收和运输,水还能帮助人体散发热量、调节体温。

3.排毒不同

大口喝水会让肠道受到刺激,加速排便,帮助身体排毒;小口喝水有利于水分在身体中分布均匀,稀释血液,为身体各器官和组织补充水分。

任务二

幼儿盥洗照护

案例引入

托育机构的保育员李老师事先将洗手液放在每个水龙头的旁边，将经消毒的擦手用的小毛巾放在盥洗室靠近水池的位置，并再试了一下水温。李老师把地面拖干净后，站在盥洗室门口迎接进来洗手的幼儿。有几位幼儿站在正在洗手的幼儿后面等待。由于李老师所站位置不能看清全部幼儿，因此，她时不时地伸出头观察在水池边洗手的幼儿。当发现幼儿在排队时出现推搡打闹时及时制止；当幼儿在洗手过程中有洗手不认真，且洗手方法错误的情况时及时给予幼儿指导；当发现幼儿浪费水和洗手液时及时制止和教育。当幼儿洗手完毕后，李老师及时清理水池和地面，保持盥洗室的干净、整洁。

工作表单

工作表单1

思考：保育老师在幼儿盥洗中的主要工作内容有哪些？上述案例中，保育老师履行了哪些工作职责？

工作表单2

思考总结

幼儿盥洗照护要点有哪些？

工作表单3

小组讨论

幼儿盥洗的教育策略有哪些？

学习支持

盥洗活动贯穿于幼儿一日生活的各环节中，也是培养幼儿良好生活习惯的重要内容。盥洗包括洗手、漱口、刷牙、洗脸、洗澡、梳头等。

良好的盥洗习惯，不仅有利于幼儿的身体健康，还能提高幼儿的生活自理能力，为了帮助幼儿形成良好的盥洗习惯，保育老师可采用多种幼儿能理解并易于接受的形式，引导幼儿理解盥洗的重要性并养成良好的盥洗习惯。

一、幼儿盥洗存在的主要问题

（一）盥洗意识弱

在日常生活中，幼儿自我照护能力较弱，由于看不见、摸不着依附在身上、手上、脸上的细菌，幼儿误以为它们是不存在的，所以盥洗意识弱。

（二）盥洗不认真

有的幼儿在洗漱过程中很随便，经常忘记使用洗漱物品，要么洗漱得不仔细，要么冲洗得不干净，等等。

（三）缺乏正确的盥洗方法

幼儿在洗漱的过程中，经常把洗漱当成玩耍，喜欢玩由洗手液（或肥皂）产生的泡泡，既浪费时间，也浪费水和盥洗物品。

二、盥洗内容及指导策略

（一）洗手

大多数幼儿都对水极感兴趣，那是因为洗手液（或肥皂）和水的融合能带给幼儿很奇妙的触感。生活中，幼儿喜欢洗手，如果保育老师为幼儿提供适合他们的设施和设备，允许幼儿在闲暇时间自由使用洗手池洗手，他们会乐意学习洗手。在引导幼儿洗手的过程中，保育老师既要掌握正确、科学的洗手法，又要学会指导幼儿掌握正确的洗手步骤，同时更要注重培养幼儿良好的洗手习惯。

1.准备洗手环境

将洗手液(或肥皂)置于洗手台适合幼儿操作的位置,并将擦手毛巾和抹布挂好。将防滑椅置于洗手台下,且调整好位置。提醒幼儿手扶洗手台,小心踏上防滑椅。提示幼儿盥洗时不用急、不玩水,地面有积水时要轻走、慢走,以防摔跤。对于身体不适的幼儿,保育老师要给予特殊的照顾和帮助。

2.洗手步骤

(1)挽:保育老师教导幼儿卷起双手衣袖至肘关节处,并请幼儿试做。

(2)湿:保育老师向幼儿介绍冷、热水龙头和开、关水龙头的方法,提醒幼儿只开冷水洗手;教导幼儿控制水量大小,用适量水将手淋湿,关水龙头。整个过程让幼儿尝试练习。

(3)搓:保育老师教导幼儿按压1—2滴洗手液在手上,手心、手背、指缝相对揉搓20秒。按七步洗手法:掌心相对,手指并拢相互摩擦;手心对手背沿指缝相互摩擦;掌心相对,双手交叉沿指缝相互揉搓;双手手指相扣,互搓;一只手握另一只手的大拇指旋转搓擦;弯曲各手指关节,在另一手掌心旋转搓擦;搓洗手腕。

(4)冲:保育老师提醒幼儿只开冷水水龙头,教导幼儿将两手置于水龙头下方搓揉冲洗(持续10秒);教导幼儿冲洗手心、手背、手指缝、指甲缝,冲洗干净;教导幼儿洗手时水量适中,节约用水,不玩水。

(5)捧:保育老师教导幼儿双手捧水,将水龙头开关冲洗干净,提醒幼儿关紧水龙头。

(6)甩:保育老师指导幼儿将双手五指自然下垂,在水池里甩三下,防止手上的水滴在地上。

(7)擦:保育老师指导幼儿将手心、手背和手指缝用毛巾擦干;跟幼儿分享手洗干净的重要性和洁净后的感觉。

3.洗手指引操作流程

(1)引导幼儿到洗手池,告知幼儿该洗手了。

(2)让幼儿做好洗手的准备,卷起衣袖。

(3)让幼儿轻轻打开水龙头,打湿双手,用洗手液(或肥皂)。

(4)保育老师和幼儿一起用七步洗手法洗手。

(5)让幼儿用干净的毛巾擦干双手。

微视频:
七步洗手法

4. 整理环境

用抹布擦拭洗手台，将防滑椅、洗手液（或肥皂）、毛巾、抹布等归位。

小资料

洗手儿歌

两个好朋友，手碰手。
你背背我，我背背你。
来了一只小螃蟹，小螃蟹，
举起两只大钳子，大钳子，
我跟螃蟹点点头，点点头。
螃蟹跟我握握手，握握手。

（二）刷牙、漱口

通常情况下，口腔内易存留有致病性和非致病性生物，个体在健康状态下，只需在生活中通过日常饮水、进食、刷牙、漱口等活动就能减少或消除病菌。幼儿喜爱甜食，易形成龋齿，所以养成良好的洗漱习惯对幼儿的健康尤为重要。

1. 准备刷牙、漱口的环境

（1）保持盥洗室干净、整洁，温度适宜。

（2）准备幼儿专用漱口杯、牙膏、牙刷、擦嘴毛巾，其中牙刷头小、刷毛较软、顶端圆钝，牙刷每日使用完后需要清洁和消毒。

2. 刷牙步骤

刷牙的主要区域包括三个牙面：内侧面、外侧面以及水平的咀嚼面。要特别注意清洁后磨牙（舌侧面）和上磨牙（颊侧面），因为这些地方是幼儿刷牙时最容易遗漏的地方。正确帮助幼儿或指导幼儿刷牙的步骤如下。

（1）先刷上下牙齿的外侧面，把牙刷斜放在牙龈边缘的位置，以2—3颗牙为一组，用适中力度上下来回移动牙刷。

（2）刷上下牙齿的外侧面时，要将横刷、竖刷结合起来，旋转画着圈刷，即上牙齿画“M”形，下牙齿画“W”形。

(3)然后再刷上下牙齿的内侧面,重复以上动作。

(4)刷上牙齿内侧面的时候,牙刷要直立放置,用适中的力度从牙龈刷向牙冠,下牙齿同理。

(5)刷咀嚼面时,把牙刷放在咀嚼面上前后移动。

另外,刷牙还必须坚持每天刷3次,饭后3分钟内要刷牙,一次要刷足3分钟以上。尤其注重晚上睡前刷1次,三个牙面都要刷到,每次刷牙要认真、仔细。

小资料

刷牙歌

手中拿着小牙刷,
顺着牙缝上下刷。
上牙从上向下刷,
下牙从下向上刷。
咀嚼面要来回刷,
里里外外都要刷。
健康牙齿人人夸。

(三)洗脸及擦护肤品

洗脸可以清除脸部表面的污垢和细菌,防止细菌繁殖,促进面部的血液循环,增强脸部皮肤的抵抗力,预防脸部皮肤受伤。干净清爽的脸蛋,会使幼儿的精神面貌阳光可爱,幼儿也会感觉舒适、愉快。在秋冬季节,擦护肤品对滋润和保护皮肤很重要。幼儿尚未具备生活自理能力,缺少擦护肤品的意识。保育老师应根据幼儿的年龄特征创设宽松、愉快的洗脸环境,引导幼儿在快乐的游戏中学习正确的洗脸及擦护肤品的方法,形成擦护肤品的意识,养成良好的生活习惯。

1.准备洗脸环境

准备好餐巾纸、洗脸盆,消毒后的干净毛巾、幼儿专用护肤品、梳洗镜等。

2. 洗脸步骤

每日早晚保育老师要引导并协助幼儿洗脸。用餐巾纸擦净鼻涕，用毛巾由内眼角向外眼角擦洗眼睛，然后擦鼻孔下方、口周、额头、两颊、下巴、鼻子、颈部，再翻转毛巾擦洗耳朵。秋冬季节洗完脸后，保育老师要指导幼儿用手蘸取适量的护肤品，对着梳洗镜，在额头左右抹，鼻子上下抹，口周画圆圈，双手分别在两侧脸颊画圈，并提醒幼儿检查护肤品是否涂抹均匀。

小资料

洗脸歌

双手拿起小毛巾，
平平整整放手心。
洗洗眼，洗洗鼻，
洗洗嘴，洗洗颈。
最后擦擦小耳朵，
小脸洗得真干净。

（四）沐浴

幼儿皮肤娇嫩，代谢旺盛，而且好动，极易出汗，皮肤的褶皱处容易藏污纳垢，如若不及时清洗，就会刺激皮肤，降低皮肤抵抗力，如若皮肤擦破脱皮更容易引起细菌感染。沐浴不仅可以清洁皮肤，而且能让幼儿感到舒服和愉快。

沐浴分为盆浴和淋浴。家庭一般给幼儿洗盆浴，2岁以上幼儿可以选择淋浴。

1. 准备沐浴环境

（1）环境温度。在洗澡前应该关闭门窗、电风扇，使室内温度控制在28 ℃左右。冬天要开启暖气调节温度。

（2）水温。洗澡时的水温宜保持在37—40 ℃。用肘关节试水温，水温是否适宜最好由温度计来判断，备水时水温稍高。

（3）洗澡准备。洗澡前先把幼儿专用的浴盆、小毛巾、浴巾、沐浴露、洗发水、润肤油、护臀霜、碘伏、棉签、换洗的衣服、尿布、爽身粉等所需要的物品都准备好。

2. 沐浴步骤

(1)脱衣服。给幼儿脱去衣服,较小的婴儿可保留尿布,露出全身,检查皮肤,裹上浴巾。

(2)洗脸。将洗脸的毛巾放入温水中,拧至不滴水,对折两次,用右手慢慢清洗幼儿眼睛,由内眼角向外眼角轻轻擦洗;用毛巾的另外两个角分别清洗鼻孔下方、口周;换毛巾由内向外清洗前额、脸颊和颈部;换毛巾另一面,用手指裹毛巾轻轻擦拭耳郭及耳背。其间应清洗毛巾1—2次,以保证毛巾干净。

(3)洗头。根据幼儿年龄及其习惯采取恰当的洗头姿势,较小的幼儿可采用抱姿。保育老师左前臂托住幼儿背部,左手托住幼儿的头颈部,幼儿脸朝上,左手拇指与中指分别将幼儿耳郭向前轻轻按住,以防水流入耳内,左臂及腋下夹住幼儿臀部及下肢,将头移至盆边,然后开始清洗。大龄幼儿可站立弯腰低头。保育老师用小毛巾蘸取适量水将幼儿头发淋湿,取适量幼儿专用洗发水在幼儿的头上轻轻揉洗,注意不要让指甲接触到幼儿的头皮,若幼儿头皮上有污垢,可在洗澡前将润肤油涂抹在幼儿头上,这样可使污垢软化而易于去除。最后将幼儿头上的洗发水洗干净,用干毛巾擦干头发。检查幼儿外耳道,若有水或分泌物,用棉签轻轻擦干净。

(4)洗身体。拿掉浴巾后,立即将幼儿放入水中,以免着凉,较小的幼儿可在幼儿胸腹部搭一条小毛巾。

(5)沐浴结束后的护理。拭干身体,将幼儿放在铺好的浴巾上,迅速将他包裹起来并仔细擦干身上的水分,特别注意擦干颈部、臀部、腋下等部位;清洁外耳道和鼻腔时,用棉签蘸取一点润肤油,在外耳道、鼻腔轻轻转2—3圈,清洁出污垢与水珠,最后为幼儿穿上干净的衣服。

(五)梳头

给幼儿洗头发前,先用小木梳子将头发理顺,这样可以防止头发缠结在一起,避免用力梳头发时损伤头皮。小梳子齿距要宽一些,梳齿的顶端不要过尖。

梳头发时,一只手轻轻抓住幼儿发梢,这样可减少幼儿头皮受力程度,避免伤害幼儿头部。

三、幼儿盥洗的教育策略

幼儿的情绪和行动容易受到外部事物的影响,无意注意在整个幼儿期占据主导地位，精细动作及协调性相对较差。中、大班幼儿的自理能力及动作协调能力明显增强。针对幼儿年龄特征的心理发展特点和认知能力的差别，保育老师对幼儿盥洗活动的指导要点也要随之调整。

（一）创设环境，激发兴趣

创设适宜的盥洗环境是引导幼儿正确盥洗的前提条件，比如洗手间光线充足，整洁明亮，通风性好；盥洗设施要适合幼儿身高；盥洗物品采用可爱的卡通造型，并放在幼儿方便取用的地方；墙面上张贴指导性图片。

（二）创设表扬栏

保育老师可以在图示旁边设置一块评比栏，奖励盥洗认真的幼儿一颗小星星，把它粘贴在评比栏的照片处。

（三）树立榜样，及时肯定

保育老师可以通过亲身示范指导幼儿按照正确的方法盥洗。同时，及时鼓励、表扬和赞美在盥洗中表现较好的幼儿，树立行为榜样；采用结对子、一帮一的形式，让表现好的幼儿帮助未掌握盥洗方法的幼儿，幼儿之间相互观察学习，不仅能提高盥洗能力弱的幼儿的盥洗能力，还能增进幼儿之间的团结合作。

（四）摄像回放，及时纠错

保育老师用手机录制幼儿盥洗时的全过程，然后通过录像回放，及时引导幼儿找出正确的和错误的行为，并说明原因。

（五）家园合作，共同培养

保育老师的每一项工作都需要得到家长的支持与配合。保育老师与家长的照护理念达成共识才更有利于开展幼儿照护工作。幼儿盥洗习惯的养成并非一朝一夕，家长要了解保育老师对幼儿盥洗习惯培养的要求及具体的指导方法并积极配合，双方的照护方式保持同步，形成合力，这样才能更好地培养幼儿良好的盥洗习惯。

（六）游戏参与，增强积极性

游戏是幼儿学习和活动的主要方式。保育老师通过各种有趣的盥洗游戏，引导幼儿主动参与，让幼儿在游戏中了解盥洗的重要性，并掌握科学的盥洗方法。

保育老师可以将盥洗知识和方法融入健康领域、语言领域、社会领域、科学领域和艺术领域活动中。比如开展相关主题的绘本阅读活动，让幼儿通过阅读绘本理解盥洗的重要意义。丰富的领域活动，将强化幼儿盥洗方法的掌握和习惯的养成。

四、保育老师在盥洗照护工作中的注意事项

幼儿天真无邪、活泼可爱、可塑性强，喜欢模仿、游戏，易受暗示，作为保育老师，其一言一行都对幼儿的成长产生重要的影响。幼儿盥洗工作需要保教人员具备细心、耐心和专业的能力。

保育老师在盥洗过程中的基本工作职责主要包括以下几方面：

（1）盥洗前的准备。保育老师应根据盥洗内容做好盥洗准备，并检查地面是否干燥，防滑设备是否完好。

（2）幼儿盥洗前，保育老师有责任向幼儿强调盥洗安全、卫生要求以及其他注意事项。

（3）指导幼儿正确盥洗，思考适合幼儿盥洗的指导策略、游戏和活动。

（4）幼儿盥洗后，及时清洁并整理盥洗室。

（5）能根据幼儿年龄特点和幼儿气质类型，因材施教，培养幼儿独立的盥洗能力和良好的盥洗习惯。

项目小结

本项目主要聚焦幼儿饮水和盥洗照护。水对儿童健康至关重要，参与代谢、调节体温、溶解物质、促进消化和运输等。幼儿对水的需求因年龄而异，1—3岁幼儿每日总需水量约1300 mL，4—6岁约1600 mL，还会受气温、活动量等因素影响。在饮水照护方面，保育老师要为幼儿准备适宜的饮用水，清洗饮水桶并消毒，控制水温，打水后及时盖盖。同时，要消毒幼儿水杯，注意饮水安全。不同年龄幼儿饮水照护方式不同，3岁以下幼儿需保育老师协助，3岁以上幼儿要培养其独立饮水能力。此外，要按时提醒幼儿饮水，引导有序排队，注意饮水速度和运动后饮水控制。还要培养幼儿良好的饮水习惯，如喝白开水、主动饮水和慢喝水。在盥洗照护方面，幼儿存在盥洗意识弱、不认真和方法不当等问题。保育老师要针对洗手、刷牙、漱口、洗脸、沐浴、梳头等内容进行指导。如洗手时，要准备好环境，教导幼儿正确步骤，包括挽袖、湿手、搓手、冲手等，并引导幼儿养成良好习惯。刷牙要注意清洁区域和坚持“三三制”。洗脸

要准备相应物品，教导正确步骤并擦护肤品。沐浴需准备好环境和物品，按照步骤进行。梳头时要选用合适梳子，轻抓发梢。此外，保育老师还应通过创设环境、设置表扬栏、树立榜样、摄像回放等培养幼儿良好的盥洗习惯。在盥洗照护工作中，要做好准备工作，指导幼儿清洁整理盥洗室，并因材施教，培养幼儿的盥洗能力和良好习惯。

直通赛证

一、选择题

1.幼儿正确的喝水习惯是(　　)。

A.慢喝水　　B.极度口渴时暴饮

C.快喝水　　D.以上都不正确

2.炎热的夏季，保育老师应(　　)，确保幼儿喝到足够的凉开水。

A.打开饮水桶的盖子　　B.将饮水桶放在通风处

C.在水桶外面加一个保温套　　D.用风扇吹饮水桶

3.幼儿喝水时应(　　)。

A.小口尝试喝水　　B.大口喝水

C.快速喝水　　D.用吸管喝水

4.幼儿大量出汗、腹泻、呕吐后应(　　)。

A.少喝水　　B.及时补充水

C.吃饭　　D.痊愈后再大量补充水

5.解决婴儿洗澡恐惧的办法是(　　)。

A.边洗边玩水中玩具　　B.停止洗澡

C.哄劝　　D.坚持给孩子洗澡

6.洗手台的高度符合《托幼机构建筑标准》，(　　)放在幼儿手取方便的位置，一般是水龙头的前方位置。

A.毛巾　　B.口杯

C.清洁液　　D.洗手液

7.七步洗手法的第四步是(　　)，第七步是(　　)。

A.洗拇指，洗手腕　　B.洗指尖，洗手臂

C.洗掌侧指缝，洗指尖　　D.洗指背，洗手腕和手臂

8.婴幼儿需要纠正的不良清洁习惯有(　　)。

A.每天洗脚　　B.每星期剪一次手指甲

C.勤洗手　　D.洗手、洗澡、刷牙时只玩不洗

9.保育老师为婴幼儿洗澡时,应注意清洗(　　)等部位。

A.腋下、大腿根等褶皱处　　B.背部

C.手部　　D.头部

10.保育老师要引导幼儿养成及时洗手的好习惯,以下表述不正确的是(　　)。

A.饭前便后要洗手　　B.户外活动结束后要洗手

C.打哈欠后要洗手　　D.从医院出来要洗手

11.保育老师可以通过(　　)让婴幼儿知道刷牙、漱口的重要性。

A.保教协作　　B.播放视频

C.讲解、做游戏　　D.以上都对

12.婴幼儿正确的刷牙方法是(　　)。

A.顺着牙缝横刷,刷上牙时从上往下,下牙时从下往上,里外都要刷到

B.顺着牙缝竖刷,刷上牙时从上往下,下牙时从上往下,里外都要刷到

C.顺着牙缝竖刷,刷上牙时从上往下,下牙时从下往上,里外都要刷到

D.顺着牙缝横刷,刷上牙时从下往上,下牙时从上往下,里外都要刷到

二、判断题

1.为了保证幼儿每日的饮水量,当幼儿不喜欢喝凉白开水时,可以用糖水或可乐代替。(　　)

2.人体细胞内的一切代谢都要在水的参与下才能进行,因此有人说"水是维持生命的第二要素"。(　　)

3.纯母乳喂养的婴儿在添加辅食前可以不额外喂水。(　　)

4.活动期间,保教人员可以拒绝幼儿的饮水要求。(　　)

5.幼儿不愿意饮水的时候,保教人员应该强制其饮水。(　　)

实践实训

1.准备有流动水清洁条件的实训室、幼儿园专用饮水桶、毛巾、84消毒液、洗涤剂。把学生分为8—10人一组,在实训室模拟为幼儿准备饮水及饮水照护全过程。

2.准备清水、擦手毛巾、洗手液、药膏、牙刷、盆等盥洗用品。把学生分为5—8人

一组，在实训室模拟指导幼儿盥洗照护全过程。

项目评价

序号	考核项目	评分标准	学生自评			学生互评			教师检评		
			A	B	C	A	B	C	A	B	C
1	时间要求	80分钟内完成实训									
2	过程要求	饮用水的准备									
		指导幼儿饮水									
		指导幼儿洗手									
		指导幼儿刷牙、漱口									
		指导幼儿洗脸及擦护肤品									
		指导幼儿沐浴									
		指导幼儿梳头									
3	准备要求	拿取实训所需的工具									
		工具摆放整齐有序									
4	结束要求	将实训工具有序放回原位									
实训总分											

推荐阅读

[英]大卫·怀特布莱德，彭尼·科尔特曼.高质量的幼儿教育：儿童早期的教与学[M].李甦，等译.上海：华东师范大学出版社，2019.

项目八

幼儿进餐照护

学习目标

知识目标

1. 知道幼儿进餐的概念、进餐教育的意义和进餐间隔时间。

2. 了解幼儿进餐常见的问题,培养幼儿良好的进餐习惯。

3. 了解幼儿进餐常规要求及需要注意的问题。

能力目标

1. 具备幼儿进餐分阶段照护与指导的能力。

2. 通过案例分析等方式,能够理论联系实际,具备照护幼儿进餐的能力。

职业素养目标

1. 培养对幼儿的爱心、耐心和责任心,能够关注和满足幼儿的身体和心理需求。

2. 培养对学习和工作的积极态度,不断提升自己的专业素养和能力。

学习重难点

学习重点

1. 具备幼儿进餐分阶段照护与指导的能力。

2. 能够理论联系实际,更好地掌握照护幼儿进餐技能。

学习难点

具备幼儿进餐分阶段照护与指导的能力。

思维导图

- 幼儿进餐照护
  - 幼儿进餐内容及要求
    - 幼儿进餐的含义
    - 幼儿进餐教育的意义
    - 幼儿进餐时间
    - 幼儿进餐常规行为要求
  - 不同年龄阶段幼儿进餐的照护
    - 进餐前的照护与指导
    - 进餐时的照护与指导
    - 进餐后的照护与指导
  - 进餐常见的问题、注意事项及良好进餐习惯的培养
    - 进餐常见问题
    - 幼儿进餐注意事项
    - 幼儿良好进餐习惯的培养

任务一

幼儿进餐内容及要求

案例引入

午餐时间到了,孩子们纷纷拿起勺子开始进餐,“哇,今天的饭菜好香啊!看上去很好吃的样子!”老师用夸张的语气描述着午餐的食物,大家也都迫不及待起来。可是没过多久,几个孩子对着碗里的黑木耳开始面露难色。“宝宝不爱吃这个黑黑的东西。”

工作表单

工作表单1

思考:上述案例中,这位老师做得如何?假如你是老师,你会怎么做?

工作表单2

思考总结

思考大、中、小班的进餐行为要求的异同点。

年龄班	不同点	相同点
小班		
中班		
大班		

工作表单3

小组讨论

幼儿进餐常见的问题有哪些？

学习支持

一、幼儿进餐的含义

进餐又称“进食”“吃饭”，是人类为了保持体能和生命所进行的有序地摄入营养和能量的过程，是人类的一种本能。幼儿进餐容易出现偏食和挑食两种情况。

（一）偏食

偏食多发生在2岁以后至学龄前期幼儿身上。偏食主要表现为以下四点。

（1）不喜欢吃的食物达数种以上，并持续时间很长。

（2）特别喜欢吃某种特定的食物，如无这种食物就拒绝进餐。

（3）特别抗拒某种食物，对其望而生厌并影响吃其他食物。

（4）自己喜爱的食物就吃得多，不喜爱的食物就吃得少，甚至不吃。

（二）挑食

挑食是指在进餐时只吃自己喜欢吃的食物或习惯吃的食物，在饮食过程中对食物有较为明显的挑剔。如果幼儿长期挑食，可能会引起身体营养过剩或者营养不良。

二、幼儿进餐教育的意义

幼儿进餐教育是幼儿园健康教育中的一个重要组成部分，是在进餐中保育老师对幼儿的进餐习惯、进餐行为、生活能力等进行引导和教育。进餐教育既要培养幼儿良好的进餐习惯和生活习惯，又要提高幼儿的生活自理能力。《幼儿园教育指导纲要（试行）》提出：“既要高度重视和满足幼儿受保护、受照顾的需要，又要尊重和满足他们不断增长的独立要求，避免过度保护和包办代替，鼓励并指导幼儿自理、自立的尝试。”幼儿进餐教育的意义如下。

（一）进餐教育能促进幼儿的身心健康

1. 促进幼儿身体各方面的发展

要保证幼儿在幼儿园的健康成长，教师必须认真做好一切工作。3—6岁是幼儿生长发育的关键期，也是模仿和学习的最佳时期，在此阶段培养幼儿良好的进餐行为习惯有利于幼儿手脚协调力及平衡力的发展。

2.对幼儿心理发展方面

在现代社会中人们对“健康”的定义已经不仅是身体健康发育,还包括了心理的健康。那么怎样在让幼儿吃饱、吃好的同时又能让幼儿心理健康发展呢?

(1)让幼儿更多地参与。

随着幼儿自我意识的发展,幼儿非常渴望自己去做一些事情,尤其希望能够帮教师做一些事。对此,教师可以采用轮流值日的方法指导幼儿收放餐具、发放午点等,让幼儿在进餐活动中产生成就感,这样有利于幼儿形成独立、自信的个性,并在一定程度上提高幼儿的生活自理能力。

(2)通过主题活动,提高幼儿进餐兴趣。

可以通过开展系列主题活动向幼儿教授一些有关用餐卫生、食物营养的常识。例如,根据不同的菜品和菜色,向幼儿介绍其营养价值。教师也可通过“我是小厨师”等活动,让幼儿参与菜肴的制作过程,或共同讨论菜单内容,这样幼儿在进餐时会有一种成就感,从而会更加喜欢进餐。

(3)尊重个体差异。

教师应尊重幼儿个体的差异,在进餐时对幼儿的进餐量不能统一要求,为了避免幼儿产生压力,教师第一次分饭菜可以先盛半碗,待幼儿吃完后,再分第二次饭菜,这样做也可以避免在冬天饭菜还没吃完就变冷的情况。

在进入小班时,幼儿进餐活动受周围环境、情绪的影响较大,他们的神经处于紧张状态,会产生食欲不振、厌食、畏食等现象。在幼儿园中,教师常带笑容有利于幼儿身心愉悦放松,而幼儿在进餐时拥有愉快的情绪,有利于增进食欲。在幼儿园里要保证幼儿健康成长,家长要做好配合工作,教师要为幼儿营造独立进餐的良好环境,注重观察幼儿独立进餐的情况,在幼儿遇到困难时要侧面性地提醒或做示范,这样有利于提高幼儿独立进餐的能力,更利于促进幼儿自理能力的发展和自我价值感的提升。

(二)从小形成良好的进餐习惯,将会终身受益

习惯养成的关键期是幼儿期,这一时期养成的良好习惯,将会影响幼儿一生的发展。幼儿由家庭走向幼儿园,是其成长过程中的一个重要的转折点。在此期间,幼儿刚进行集体生活,是培养幼儿良好习惯的养成期。由于健康的体魄与从小养成良好的进餐习惯密不可分,所以需要保育老师的细心指导和帮助,让幼儿更快地养成良好的进餐习惯。

图8-1-1中幼儿正在愉快地进餐。

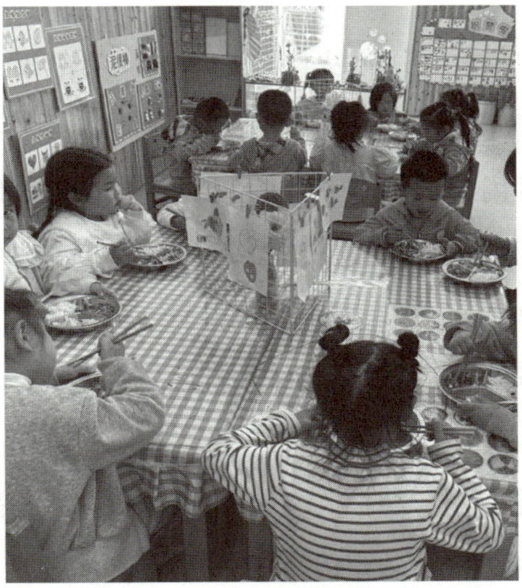

图8-1-1 幼儿正在愉快进餐

第一,幼儿园对幼儿进行进餐礼仪教育,有利于提高幼儿的道德水平。礼仪是人们在生活和工作中不可或缺的行为准则,也是个人的重要外在表现,反映了一个人的精神面貌。因此应培养幼儿的进餐礼仪,促使幼儿形成良好的进餐习惯,实现对幼儿心理素质的教育培养,提高幼儿的道德品格。

第二,幼儿园对幼儿进行进餐礼仪教育,有利于促进幼儿交往能力的发展。进餐礼仪是我们在进餐过程中的一种礼貌,是尊重他人的一种外在表现,更是人与人之间进行交往交流的一条重要的纽带,也是人们对生活的一种态度。对幼儿进行进餐礼仪的教育,培养幼儿良好的进餐礼仪,能够有效地促进幼儿与他人的交流,促进幼儿个人交往能力的发展。

第三,幼儿园对幼儿进行进餐礼仪教育,有利于促进幼儿全面发展。幼儿期是对幼儿进行教育和培养的重要时期,也是幼儿学习的重要启蒙阶段,对幼儿进行进餐礼仪的教育,可以对幼儿的一生产生不可忽视的作用。幼儿园教学不仅仅要对幼儿进行常识教育,还要对幼儿个人的素质能力进行培养和提升,促进幼儿的全面发展。

(三)只有组织好幼儿进餐,才能保证完成幼儿的教育任务

对于刚入园的幼儿,其每日进餐的安排至关重要,合理的进餐安排能够帮助幼儿尽快适应幼儿园的集体环境,与教师、同伴建立良好的互动关系。同时合理的进餐安排有利于保教人员主动、有效地组织班级活动,顺利完成教育任务。幼儿一日生活需要耗费大量的精力和体力,因此组织好了幼儿进餐,才能够保证其他任务的完成。

三、幼儿进餐时间

通常幼儿用餐时间应在20分钟以上，其中不包括看电视、讲话等时间。每口食物应咀嚼12—30次再下咽。用餐细嚼慢咽并不是越慢越好，因为消化食物的消化酶有分泌高峰，一般在十几分钟内，在分泌高峰消化酶的浓度达到最佳的食物消化点，有利于营养元素的分解和吸收。当然，不同的饭菜所需要的咀嚼时间也不尽相同，吃肉的咀嚼时间比吃青菜的咀嚼时间长，吃稀饭的时间也自然比吃米饭所需要的时间短。

另外，幼儿用餐时间过长，易患龋齿。因此，教师应教育幼儿控制用餐时间，进餐时不要拖拖拉拉。

综上所述，幼儿用餐时间应控制在30分钟内为宜，既不要进餐过快，避免囫囵吞枣、消化不良；也不要进餐拖拉，避免饭菜过凉引起脾胃失调，而引发一些疾病。了解幼儿正常的用餐时间，既可以促进幼儿的身体健康，又利于培养幼儿良好的进餐习惯。幼儿合理的进餐时间（见表8-1-1）及注意事项如下。

（1）在幼儿园中，两餐间隔时间为3.5—4小时，餐后进行安静活动或散步10—15分钟。

（2）每次进餐时间不少于20分钟，合理的进餐时间一般是20—30分钟。

（3）幼儿进餐前后30分钟避免做剧烈运动。

表8-1-1　某幼儿园进餐时间安排见表

项目	班级		
	小班	中班	大班
早餐	08:00—08:25	08:00—08:25	08:00—08:25
餐后散步	08:25—08:40	08:25—08:40	08:25—08:40
午餐	12:00—12:30	12:00—12:30	12:00—12:30
餐后散步	12:30—12:45	12:30—12:45	12:30—12:45
午点	15:00—15:30	15:00—15:30	15:00—15:30

四、幼儿进餐常规行为要求

(一)进餐前行为要求

1. 小班

(1)在保教老师的帮助和指导下,有序如厕并学习正确的洗手方法。

(2)餐前轻轻放好小椅子;洗手后,拿好毛巾并放在桌面指定位置。

2. 中班

(1)在保教老师的提醒下,有序如厕和规范洗手,注意控制水量。

(2)餐前轻轻放好小椅子;洗手后,叠好毛巾并放在桌面固定位置。

(3)值日生在保育老师的指导下,协助分发餐具。

3. 大班

(1)自主、有序地如厕,按规范洗手并注意节约用水。

(2)餐前轻轻放好小椅子;洗手后,叠好毛巾并放在桌面固定位置。

(3)值日生协助保育老师分发餐具。

(二)进餐时行为要求

1. 小班

(1)在教师和保育老师的帮助及指导下,学习并养成正确的进餐坐姿和进食习惯,即身体靠近桌子,一手扶碗,一手拿勺,一口饭一口菜地吃,最后再喝汤。

(2)幼儿会咀嚼,不挑食。

(3)知道将杂物(如骨头、壳等)放在桌子中间的空碗或渣盘内。

2. 中班

(1)能自己到备餐区前取饭。

(2)能基本保持碗、桌面、地面“三清洁”。

(3)能安静进餐,不挑食,不剩饭菜。

3. 大班

(1)能自己到备餐区前取饭,由值日生将筷子分发到每个小组。

(2)能安静、自主用餐,不挑食,不剩饭剩菜。

(3)保持衣服、桌面、地面“三干净”。

(三)进餐后行为要求

1. 小班

(1)在保育老师的指导下,学习用正确的方法漱口、擦嘴,并把毛巾、碗、勺放到指定地方。

(2)先用完餐的幼儿可在教师的指引下选择开展安静的活动,以等候餐点结束。

2. 中班

(1)用正确的方法漱口、擦嘴,并把毛巾、碗、勺按类放到指定地方,最后放好小椅子。

(2)先用完餐的幼儿可选择进行安静的活动,以等候餐点结束。

(3)在教师的指导下进行餐后环境的清洁、整理工作。

3. 大班

(1)饭后漱口、擦嘴,并把毛巾、碗、筷子按类摆放整齐,最后放好小椅子。

(2)先用完餐的幼儿能自主、有序地选择开展安静的活动,以等候餐点结束。

(3)自主进行餐后环境的清洁、整理工作。

任务二

不同年龄阶段幼儿进餐的照护

案例引入

幼儿园的午餐时间到了，小朋友们都坐在自己的小椅子上，准备享受美味的饭菜。小明是个活泼好动的孩子，在吃饭时不小心把碗碰倒了，饭菜撒了一地。负责照看的张老师看到后，立刻皱起了眉头，大声说道："小明，你怎么这么不小心！大家都在好好吃饭，就你把饭弄撒了！"小明被张老师严厉的语气吓到了，"哇"的一声哭了起来。张老师并没有安抚小明的情绪，而是快速地拿来扫帚和簸箕，一边清扫一边抱怨："真是添乱，大家都得等着我帮你收拾完了才能继续吃饭。"其他小朋友看到小明哭了，也都变得有些紧张和不安，原本轻松愉快的进餐氛围变得沉闷压抑。小明哭着站在一旁，不敢再坐下。张老师清扫完后，让小明站到墙角反思，自己则继续照看其他小朋友吃饭。下午家长来接小明时，发现他一副闷闷不乐的样子。家长询问小明后得知了中午发生的事情，对张老师的处理方式感到不满，认为这样会伤害孩子的自尊心。

工作表单

工作表单 1

思考：上述案例中的张老师做得如何？你觉得应该怎么做？

工作表单2

思考总结

幼儿进餐前需要做哪些工作？步骤如何？

进餐前的准备工作	具体内容

工作表单3

小组讨论

就餐时，大、中、小班的进餐指导要点是什么？

年龄班	指导要点
小班	
中班	
大班	

学习支持

一、进餐前的照护与指导

(一)进餐前的准备工作

微视频:
桌面消毒

应严格按规定时间消毒餐桌(见图8-2-1)。保育老师提前20分钟消毒餐桌,按消毒液和水1∶200的配比,采用“清→消→清”的方法消毒。

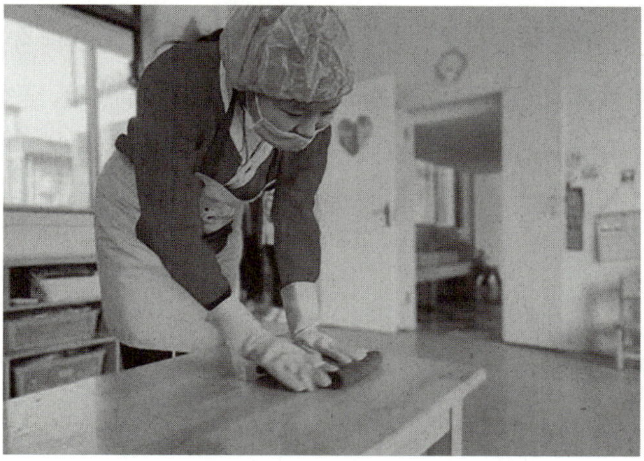

图8-2-1 桌面消毒

第一步:将用清水浸泡过的毛巾对折,双手压着毛巾上下滑动并排擦拭桌面,擦拭时桌面不能有未擦过的空隙面,擦拭后将桌子的桌边沿逆时针方向擦拭一次。

第二步:将用84消毒液浸泡过的毛巾对折,双手压着毛巾上下滑动并排擦拭桌面,擦拭时桌面不能有未擦过的空隙面,擦拭后将桌子的桌边沿逆时针方向擦拭一次。

第三步:经84消毒液擦拭的桌面,要让消毒液滞留8—10分钟。

第四步:第一遍清水擦拭桌面时,可在保育老师指导下培养两名值日生一前一后擦拭,将毛巾对折,双手压着毛巾上下滑动并排擦拭桌面,擦拭时桌面不能有未擦过的空隙面,擦拭后将桌子的桌边沿逆时针方向擦拭一次。

第五步:保育老师操作完餐桌“清→消”的动作后提前5分钟到厨房备餐间取餐。

第六步:

(1)保育老师取餐要求:穿分餐服,取餐前应做手部清洁。按当天进餐人数取用餐量。取餐时要求所有的餐具、餐点都要带盖，不能将食物暴露。

（2）严格按规定时间分餐，不提前、不延后。

（3）严格按规定程序放置碗筷及餐巾。

（4）把握食物温度。根据季节来调节食物的温度，不能过烫，也不能过凉。

（5）需要在餐桌上放置一个空餐盘供幼儿盛放骨头、菜渣等。

（6）提醒幼儿餐前洗手及餐前30分钟不做剧烈运动。

（二）环境促进食欲

良好的进餐环境有利于促进幼儿消化腺的分泌，激起幼儿用餐食欲，帮助幼儿调节情绪。开展餐前食谱播报活动，可以促进幼儿食欲。教师及保育员应事先了解当天的菜谱，利用网络搜索有关菜肴营养价值的图文并在餐前展示给幼儿看，色彩艳丽的图片加上教师生动的描述，不仅可以让幼儿了解每种菜肴对自己身体生长的好处，还能激发幼儿进餐的兴趣。当保育员把饭菜端到幼儿面前时，用饭菜的香味再次调动幼儿的食欲。

二、进餐时的照护与指导

（一）分餐

1. 小班幼儿

教师组织幼儿有序入座后，保育员进行分餐（包括米饭、蔬菜、肉类、汤类等）。分餐时，应充分考虑每个幼儿的实际情况，对饭量较大的幼儿应稍微多盛一点饭菜，对饭量较小的幼儿应稍微少盛一点饭菜，尽量避免浪费粮食的现象发生。

微视频：
幼儿进餐指导

2. 中、大班幼儿

教师组织幼儿按规定的路线排队领餐（见图8-2-2），保育员分餐。幼儿领餐时教师和保育员提醒幼儿注意脚下安全，慢慢行走，避免把饭菜和汤洒落在地上，确保领餐过程中的安全。

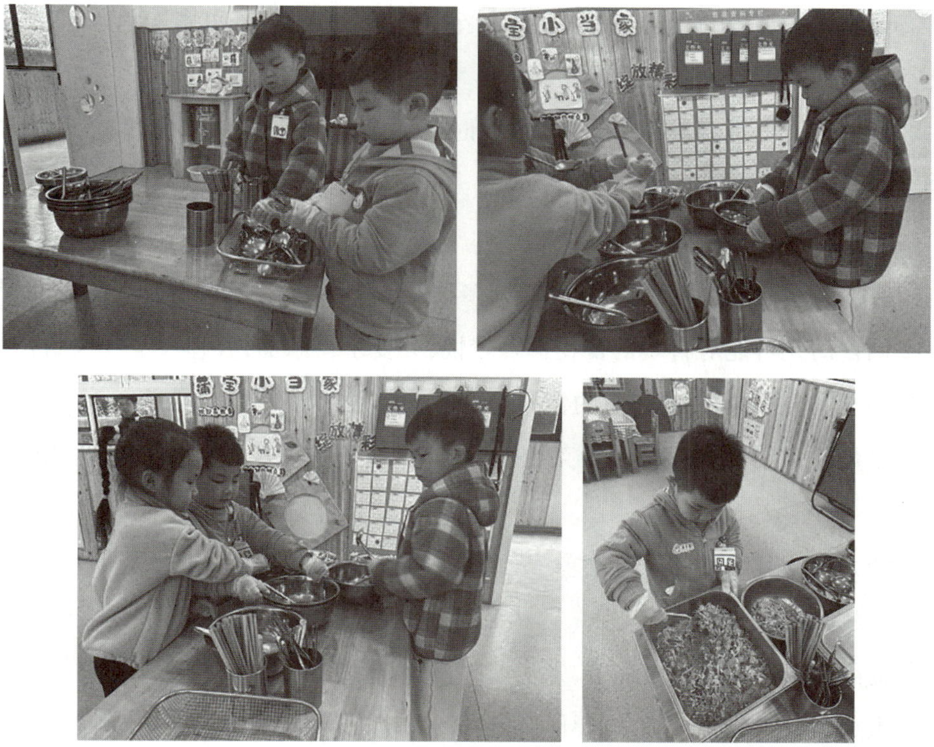

图 8-2-2 幼儿领餐

(二)进餐

1. 小班幼儿

小班幼儿进餐时教师和保育员应鼓励幼儿自己进餐,或根据情况辅助喂餐。指导幼儿先喝汤后吃饭菜,并鼓励幼儿添加饭菜。指导幼儿正确用餐。

(1)指导幼儿坐姿自然,安静用餐,细嚼慢咽。

(2)指导幼儿一只手扶碗,一只手拿勺。

(3)指导幼儿将鱼刺、骨头等放入空餐盘里。

(4)为有需要的幼儿添加饭菜,同时照顾进餐慢或身体不适的幼儿。

(5)教师和保育员巡回指导,纠正幼儿不良的进餐习惯。

2. 中、大班幼儿

中、大班幼儿进餐时教师和保育员应鼓励幼儿添加饭食,同时巡回指导幼儿正确用餐。

(1)指导幼儿进餐。

①指导幼儿闭嘴咀嚼食物,喝汤不发出“刺溜”或“吱吱”的声音。

②保教人员训练幼儿之初，要为幼儿亲自示范，如有必要，可多次示范，直到所有幼儿都能做到并养成习惯为止。

③激发幼儿食欲，随时提醒幼儿进餐时要不挑食，一口饭一口菜地吃，努力逐步学会细嚼慢咽，不浪费粮食。

(2)添加饭菜。

①教师为幼儿添加饭菜要做到少量、多次、及时，中、大班幼儿可自己添饭、添菜。

②偏食幼儿可能对喜欢的食物进食较快，并要求再添加，教师一定要求幼儿将其他饭菜都吃完再添加；每人定量的食品不能多，也不能少。

③尽量不要给幼儿盛太多饭菜，让幼儿产生吃不完的感觉。不要让幼儿面对饭菜发愁。

④汤太烫的时候不要给幼儿盛，等到温热时再给幼儿盛。

(3)照顾幼儿进餐。

①提前照顾体弱幼儿先洗手、先吃饭，适时给他们喂饭。

②重点照顾肥胖儿进餐，提醒他们先喝汤后吃饭菜，要求他们细嚼慢咽。

③照顾幼儿进餐时少盛多添，一口饭一口菜。让幼儿不吃盖浇饭、汤泡饭，无催饭现象。

④观察幼儿进餐情绪是否愉快。

⑤幼儿进餐时不扫地、不拖地、不铺床。

⑥幼儿咽完最后一口饭菜才能离开座位，检查幼儿饭后擦嘴动作是否正确，擦得是否干净。

(4)把握好幼儿进餐时间，关注幼儿个体发展。

幼儿进餐时间应该控制在20—30分钟之间。对幼儿进餐环节中出现的边吃边玩、东张西望，以及把饭菜含在嘴巴里不肯吞下去、吃饭过慢的现象应及时发现并加以指导纠正。针对肥胖儿，教师和保育员应提醒其先喝汤后吃饭菜，也可以配合家长控制食量。

三、进餐后的照护与指导

(一)小班幼儿

(1)指导幼儿将碗、盘、勺等平整地放到桌面上。

(2)指导幼儿用纸巾擦嘴,并将用过的纸巾扔到垃圾桶里。

(3)指导幼儿把椅子收回餐桌底下,有序漱口,进行餐后活动。

(二)中、大班幼儿

1.餐后习惯的指导与养成,充分发挥值日生的作用

幼儿餐后的习惯同样也需要培养和养成,这也是一项重要的进餐礼仪,主要内容有以下两点。

①引导幼儿将自己碗里的饭菜吃干净,用纸巾擦干净嘴后,清理桌面,将自己的碗、盘子、汤勺和筷子轻轻地放入固定的容器里。

②用自己的杯子接饮用水漱口,毛巾的使用和漱口都有一定的要求。因为幼儿进餐的速度不一,教师既要照顾进餐的幼儿,又要照顾餐后的幼儿,这时值日生就成了教师的得力助手,值日生们有不同的分工,各司其职,负责提醒幼儿餐后各项习惯的养成。

为了培养幼儿的独立自主性,设置值日生岗位,让值日生帮助其他幼儿收拾餐具是非常有用的。值日生是轮流值班的,因此,每个幼儿都能获得独立锻炼的机会。

2.餐后活动的组织

幼儿餐后需要进行一些安静活动,幼儿可以自由选择游戏。幼儿根据意愿选择如看图书、玩橡皮泥、搭积木、画画、小组游戏等各种小活动,教师积极为幼儿创造一个与同伴融洽交往、师幼积极互动的场所,使幼儿在语言能力、知识经验、人际交往等方面有所发展。

习惯的养成,需要教师和幼儿持之以恒地努力。从幼儿踏入幼儿园的第一天开始,便要开始学习独立生活了。生活中蕴含着取之不尽的教育资源,教师要善于把握教育的契机,把幼儿的学习渗透于幼儿一日生活的各环节之中。

总之,教师要在《幼儿园教育指导纲要(试行)》精神的指导下,深入学习,逐步转变观念,重视幼儿园一日生活的各环节,精心组织各环节,逐渐形成相应的常规,促进幼儿养成良好的生活习惯。希望每一个常规不是幼儿的束缚,而是幼儿在集体环境中形成的自觉行为,最终为其一生成长打下良好的基础。

任务三

进餐常见的问题、注意事项及良好进餐习惯的培养

案例引入

午餐时间到了，小班孩子们开始进餐，今天吃的东西有好多大家都没见过，于是大家你一句，我一嘴地说着今天的饭菜。“今天的饭菜好香啊，但是是什么东西呢？怎么都没见过？”越说越带劲，老师提醒孩子们吃东西的时候要安静，要细嚼慢咽。但是孩子们遇到自己从来没见过还特别美味的东西，还是忍不住又重新谈论起来。这时，老师才想起来，原来今天吃饭前忘记了给孩子们介绍所吃的食物。

工作表单

工作表单1

思考：上述这位老师做得如何？你觉得应该怎么做？

工作表单 2

思考总结

小朋友们进餐时经常会出现什么问题？如何处理？

问题	处理方法

工作表单 3

小组讨论

不同年龄阶段的进餐要求不同，大、中、小班的进餐如何培养良好习惯？

学习支持

一、进餐常见问题

幼儿园阶段是幼儿发展的黄金时期，对于很多人来说，在幼儿阶段经历的很多事情会对之后的整个人生有着不可磨灭的影响。很多人在小时候养成的一些坏习惯也会在之后的生活中体现出来，会给他人造成不好的影响，给自己造成极大的困扰。因此，在幼儿阶段就对幼儿进餐过程中的一些不好的习惯、行为做出纠正是十分必要的。小班幼儿在进餐的过程中会出现很多情况，许多幼儿都不能够自己按时、认真地进餐，需要他人的督促或帮助；甚至有一些幼儿不但自己不认真进餐，还会去捣乱，不让他人好好进餐，扰乱秩序。

（一）幼儿存在的问题

1.合理膳食意识薄弱

在进餐时，幼儿通常先吃自己爱吃的食物，而忽略了合理进餐顺序。因此，有的幼儿虽然米饭和菜吃了两碗，但是汤就喝不下去了；有的幼儿先把汤喝完，而米饭和菜就放着不吃了；还有的幼儿不能很好地控制自己的进食量，遇到特别爱吃的食物，吃了一碗又一碗，导致下午起床后肚子不舒服，下午的点心也吃不进去了。不合理的膳食容易造成幼儿消化、吸收不良，严重的会引发消化系统疾病。

2.挑食、偏食现象严重

有的幼儿刚坐到餐桌前，还没开始吃，就说："老师我不想吃这个"，"老师我不喜欢喝汤"。有的幼儿则把他不喜欢吃的菜全部挑出来放到餐桌上，还有的幼儿遇到自己不喜欢吃的菜一口都不吃。像这种挑食、偏食的现象，在幼儿用餐时屡有发生，这对于幼儿的成长是极其不利的，很容易造成幼儿营养不均衡。

3.用餐卫生保护不周

在用餐前和用餐中我们都会教育幼儿，要保持自己餐桌和地面的卫生，用勺子舀食物时不要舀得太多，以防食物掉到桌面上，喝汤时用手扶好碗，以防汤洒出，要做一个讲卫生的好孩子。但是尽管我们一再嘱咐，幼儿进完餐后，餐桌上面的米饭、菜汤依旧洒得到处都是。

(二)教师存在的问题

1. 催促吃饭、造成压力

当幼儿坐在餐桌前准备享用美味的午餐时,老师就已经开始打预防针了,“吃饭的时候不要聊天认真吃”,“大口大口吃,别太磨蹭”。当有的幼儿吃完时,老师又会说:“瞧,××都吃完了,×××,你快点吃,不要走神儿,每次都是最后一名。”像以上这样催促幼儿进餐的现象在很多班级都会发生,也许老师们的初衷是好的,希望幼儿专注于吃饭,不开小差,提醒幼儿多吃一点。但是进餐本来是一件温馨、美好的事情,在老师们的一再催促下,幼儿不知不觉将“速度”作为了目标,这对于吃饭较慢的幼儿来说,无疑增添了巨大心理压力,而且吃得过快对于幼儿的消化吸收也是非常不利的。

2. 同一而论,浪费严重

在分餐的时候,老师往往忽略幼儿的个体差异,给每个人的饭菜分量都差不多,这对于吃得较多的幼儿来说,也许饭量正好,也许饭量不够。但是对于个别吃得少的幼儿来说,一方面他们看到面前的饭菜这么多,会产生恐惧心理,由于吃不完,自信心也会受到打击;另一方面,剩下的食物过多容易造成浪费。

3. 常规提醒,过分约束

幼儿在进餐的时候说话不仅容易被呛到,而且还会分散注意力,影响吃饭速度。因此,为了让幼儿更好地进餐,老师们会时不时地提醒幼儿保持安静,不要说话。这样幼儿必须收敛起平时爱动、爱笑的个性,表现出“乖巧”的一面。然而,总是在这种氛围中进餐,幼儿容易产生厌烦心理。

二、幼儿进餐注意事项

(1)进餐前要保持安静而愉快的情绪,环境清洁、安静;按时进餐,不要过度兴奋和疲劳。

(2)养成进餐的文明习惯。幼儿要有自己专用的餐具(碗、盘子、汤勺和筷子),用餐时餐具要摆放整齐,将汤勺放在碗里或盘子里。不能为了省事把饭菜盛在一个碗里,或把馒头、包子等放在桌子上,这样既不卫生,又不文明。

(3)幼儿在餐前不做剧烈运动,避免过度兴奋,餐前和进餐时要保持愉快的情绪,并专心进餐,不讲话。

(4)餐前组织幼儿用流动水及洗手液(或肥皂)洗手,年幼、体弱和吃饭慢的幼儿要有人照顾。

(5)每次进餐时间不少于20分钟,工作人员要掌握幼儿进食量,保证吃饱、吃好。教师指导幼儿进餐时充分咀嚼,不过分催促。对食欲不好的或不想吃饭的幼儿及时报告给保健人员,对其采取措施。

(6)纠正幼儿偏食的习惯,培养其不挑食的习惯。

(7)进餐过程中不扫地、不擦地、不铺床,注意进餐时的卫生。

(8)饭后擦嘴,3岁以上幼儿餐后用温水漱口,3岁以下幼儿餐后喝1—2口温水,清洁口腔以达到预防龋齿的目的 。

三、幼儿良好进餐习惯的培养

一般良好的进餐习惯可以从1.5—2岁开始注意培养。要教会幼儿使用肥皂、毛巾和水龙头的方法,使幼儿逐渐养成餐前、餐后必须洗手的习惯。要培养幼儿学会餐前等待,等人到齐时一起用餐。这样,不但能使幼儿从小就懂得进餐的礼仪,而且对幼儿今后良好人格的形成十分有益。

《幼儿园工作规程》指出,幼儿园教育应以培养幼儿良好的行为习惯为主。培养幼儿良好的行为习惯,不仅是幼儿德育的重要内容,而且是德育的介入点。幼儿来自不同家庭,从小就受到来自家庭的各种影响,家长的社会地位、文化程度和生活习惯及家庭经济条件都影响幼儿的行为习惯。幼儿从家庭步入幼儿园是他生活的重大转折,亦是培养其良好行为习惯的最佳契机。针对幼儿进餐的很多不良习惯,教师及保育员应注重培养幼儿良好的进餐习惯,主要通过幼儿一日生活的各环节进行。

1.餐前进行安静活动

帮助幼儿调节情绪,在良好、愉悦的情绪下进餐是餐前进行安静活动的主要目的。教育幼儿吃饭要专心,使幼儿对食物有期盼。让幼儿以愉悦、期待的心理进餐。

2.教育幼儿均衡膳食,不要偏食

幼儿偏食的原因既有身体的因素,如消化不良或出现食物过敏反应等,但更多的是环境的和心理的因素。通过观察比较,总结出怎样进餐更干净卫生,更节约粮食,更有利于健康。

3. 利用游戏培养幼儿良好习惯

游戏是幼儿教学中一种重要的教学手段，也是幼儿最喜爱的活动方式之一，通过活动能激发幼儿的兴趣，有利于培养幼儿良好的进餐习惯。

例如，妈妈是幼儿最喜爱的人，也是幼儿最爱扮演的角色。让他们自己当妈妈，教“幼儿”怎样进餐，并严格要求“幼儿”约束自己的行为。在游戏中鼓励幼儿，这能使幼儿在轻松、愉快的环境中充分表现自己，发展自己，在自觉的活动中养成良好的进餐习惯。

4. 营造轻松、愉快的用餐环境

营造轻松、愉快的进餐环境，有利于培养幼儿良好的进餐习惯，如进餐时为幼儿播放轻音乐，使幼儿在优美、轻松的音乐中愉快、安静地进餐。对进餐表现良好的幼儿，教师以赞许的目光给予肯定，用亲切摸头的方式给予表扬，激励幼儿积极进餐。对幼儿进餐过程中的过失要宽容，这也能帮助幼儿调节情绪，纠正不良习惯。

5. 注重幼儿进餐后的卫生教育

收拾餐具、擦嘴、擦手这些幼儿自己能做的事应该让幼儿自己做，这也是培养幼儿自我服务意识的机会。

项目小结

本项目主要学习幼儿进餐照护相关内容。幼儿进餐是摄入营养和能量的过程，易出现偏食和挑食。进餐教育对幼儿身心健康至关重要，能促进其身体发展和心理健康，养成良好习惯，还能保证教育任务完成。幼儿进餐时间一般为20—30分钟，两餐间隔3.5—4小时，进餐前后30分钟应避免剧烈运动。进餐时，小班在老师帮助下学习进餐，中班能自己取饭并保持清洁，大班则自主用餐且更注重卫生。不同年龄阶段幼儿进餐的照护有所不同，进餐前要做好消毒、分餐等准备工作，营造良好环境；进餐时，小班由教师和保育员指导，中、大班幼儿自主领餐，教师巡回指导；进餐后，小班在指导下进行整理，中、大班幼儿要养成餐后卫生习惯并参与活动组织。进餐中常见问题包括幼儿合理膳食意识薄弱、挑食偏食、用餐卫生不佳，以及教师催促吃饭、分餐不合理、约束过多等。注意事项有进餐前保持情绪、养成文明习惯、洗手等，进餐时注意餐具摆放、咀嚼充分等，进餐后要擦嘴漱口。培养幼儿良好进餐习惯可通过餐前安静活动、教育均衡膳食、利用游戏、营造环境和注重餐后卫生教育等方法。

直通赛证

一、选择题

1.幼儿进餐礼仪包括(　　)

A.吃饭前先上厕所、洗手

B.吃饭时含着食物说话

C.对盛饭的老师不说“谢谢”

D.把玩食物,细嚼慢咽,保持桌面干净

2.餐后要提醒幼儿(　　)。

A.放好餐具　　B.擦脸　　C.漱口　　D.以上都对

3.餐后打扫时,要(　　)。

A.用洗洁精和温水擦去油渍,再用清水擦干净

B.用有效氯消毒液清洗

C.用洗衣粉和温水擦去油渍,再用清水擦干净

D.用过氧乙酸消毒液清洗

4.幼儿进餐的保育任务不包括(　　)。

A.保证幼儿愉快进餐　　B.进餐时要定时、定量、定点

C.培养幼儿良好的饮食习惯　　D.培养幼儿的进餐能力

5.在幼儿进餐过程中,保育老师的指导内容是(　　)。

A.训斥不好好吃饭的幼儿　　B.指导幼儿细嚼慢咽

C.建议吃汤泡饭　　D.争当吃饭第一名

二、判断题

1.幼儿进餐时身体端正,靠近桌子,身体放进桌子底下,左手扶碗,右手拿匙或筷子。(　　)

2.冬季进餐环境需要防寒保暖,室温一般以20 ℃为宜,注意饮食卫生和保温。(　　)

3.夏季创设通风状况良好、室温适宜的就餐环境,室温一般以28 ℃为宜,注意饮食卫生和防尘。(　　)

4.幼儿使用的勺子多选择不锈钢材质,形状多为浅口的、易于抓握的,长度以从勺子的前端到幼儿手握处4—8 cm为宜。(　　)

5.幼儿使用的筷子多选择竹质或木质的，长度多为幼儿手宽的3倍。(　　)

三、简答题

1.简述餐前消毒的流程。

2.如何培养幼儿良好进餐习惯？

实践实训

准备幼儿人体仿真模型、餐桌、幼儿全套餐具、消毒液、毛巾、水盆、干净的纸巾、纸和笔等。把学生分为3—4人一组，在实训室模拟幼儿进餐全过程。

项目评价

序号	考核要求	评分标准	学生自评			学生互评			教师检评		
			A	B	C	A	B	C	A	B	C
1	时间要求	30分钟内完成实训									
2	过程要求	桌面消毒									
		分餐									
		餐时照护与指导									
		餐后处理									
		特殊情况处理									
3	准备要求	做好实训的知识、技能、工具准备									
4	沟通要求	与相关人员(幼儿、家长、教师)进行及时，有效的沟通									
实训总分											

推荐阅读

刘雅娟.儿童饮食营养全书[M].长春：吉林科学技术出版社，2012.

项目九

幼儿如厕照护

学习目标

知识目标

1. 掌握幼儿如厕的基本步骤。

2. 了解幼儿如厕存在的不良习惯及原因，学习指导幼儿如厕的方法。

能力目标

1. 具备科学指导幼儿如厕的能力。

2. 在实践中协助幼儿进行如厕，提高实际操作的能力。

职业素养目标

1. 有意识地培养幼儿文明如厕的习惯，树立正确的卫生观念和安全意识。

2. 培养耐心、细心、恒心，培养对幼儿保育工作的热爱和责任感。

学习重难点

学习重点

1. 指导幼儿如厕的方法。

2. 掌握基本的如厕步骤和细节。

学习难点

在实践中协助幼儿如厕，提高实际操作的能力。

思维导图

- 幼儿如厕照护
  - 幼儿如厕照护的意义及常见问题
    - 幼儿如厕照护的意义
    - 幼儿如厕不良习惯及原因
    - 幼儿如厕不良习惯应对措施
    - 幼儿如厕的具体步骤
  - 幼儿如厕指导
    - 幼儿正确如厕指导
    - 培养幼儿良好的如厕习惯
    - 幼儿如厕照护注意事项

任务一

幼儿如厕照护的意义及常见问题

案例引入

在一个温馨的下午,小朋友们正在快乐地玩耍。突然,小丽感到肚子有些不舒服,她意识到自己需要去厕所。于是,她鼓起勇气,向厕所的方向走去。到了厕所门口,小丽看到里面已经有几个小朋友在排队了。她心想:"哎呀,看来大家都需要上厕所呢。"于是,她乖乖地站在了队伍的后面,耐心等待着。过了一会儿,队伍渐渐缩短,终于轮到小丽了。她走进厕所,可是,小丽突然发现自己有点害怕,因为她还从来没有一个人上过厕所。她紧张地握住自己的小手,心里默默地数着数,希望时间过得快一些。就在这时,一位和蔼的老师走了进来。她看到小丽紧张的样子,微笑着说:"小丽,没关系,我在这里陪着你。"老师轻轻地拍了拍小丽的背,给她一种安全感。有了老师的陪伴,小丽感到不再那么害怕了。她放松下来,专心地解决自己的问题。过了一会儿,她感到一切都完成了,于是站起来准备冲水。老师看到小丽完成了如厕,夸奖她做得很好,并帮助她按下冲水按钮。小丽感激地看着老师,说:"谢谢老师,有你在我就不怕了。"从此以后,小丽每次如厕都会想起那位和蔼的老师,她不再害怕一个人上厕所了。她知道,只要勇敢面对,克服内心的恐惧,自己就能够变得更加独立和自信。

工作表单

工作表单 1

思考:上述案例中发生了什么事情?你认为导致事情发生的原因是什么?老师做得对不对?如果是你,你还会注意哪些方面?

工作表单2

思考总结

各年龄阶段如厕行为要求有哪些异同点?

工作表单3

小组讨论

针对不同性别的幼儿,各如厕照护的要点分别有哪些?

男孩如厕照护要点	女孩如厕照护要点

学习支持

一、幼儿如厕照护的意义

在幼儿园如厕环节，保教人员应对幼儿悉心照护、合理组织、科学指导，满足幼儿排泄的基本生理需要，帮助幼儿学习并掌握如厕的基本技能，培养幼儿独立如厕的能力，引导幼儿养成良好的如厕行为习惯。

从生理角度来看，人体排泄物中含有一些毒素，及时排出这些物质有利于人体健康。从心理学角度来看，幼儿如厕能力和习惯的培养会影响幼儿的人格发展。因此，培养幼儿如厕能力和良好的如厕习惯，能够促使幼儿身心和谐发展。

二、幼儿如厕不良习惯及原因

如厕对于大人而言习以为常，但对于幼儿来说并不容易。尤其是初入幼儿园的一些幼儿，让他们自己找到厕所，脱下裤子，蹲下，顺利完成这一系列的动作还是存在一定困难的。幼儿在如厕过程中养成的不良习惯，可以分为以下几个方面。

（一）动手能力太差

家庭中照顾幼儿的成员多，对幼儿关注度高，幼儿自己动手的机会少。在如厕的过程中，很多事情也都是家长在一旁协助，导致很多幼儿连脱裤子、提裤子这种最基本的事情都很难独立完成，更不会正确擦屁股和使用厕纸，尤其是在秋冬季节，幼儿更是难以独立如厕，还常常把尿洒到裤子上。

（二）缺乏基本的安全意识和清洁意识

很多幼儿缺乏基本的安全意识，容易忽略如厕过程中的一些危险因素，缺乏应有的防范意识。卫生间的地面比较湿滑，但幼儿往往意识不到其中潜在的危险，常常还会把水弄得满地都是。例如，有的幼儿如厕后，不洗手或者在洗手的过程中经常把水洒到地上；还有的幼儿边洗手边玩水，弄得满地都是。这就给自己以及其他幼儿的如厕埋下很大的安全隐患。

（三）对陌生环境的不适应

幼儿由于入园后生活环境发生了改变，在心理上形成了一定的压力。有的幼儿习惯在家中自己熟悉的地方大小便，如厕过程还有大人帮忙，到了幼儿园如厕会感觉陌生甚至不自由；有的幼儿甚至害怕面对陌生的老师，想撒尿或者已经尿裤子了也不敢喊人。

（四）如厕时间长

幼儿在如厕过程中，注意力不集中，喜欢跟其他小朋友逗趣说笑、玩耍。这不仅会影响幼儿专注力的形成，还会对其健康成长产生不利影响。此外，还有部分幼儿有憋尿、憋便的不良习惯，这会对幼儿的泌尿系统和消化系统造成损伤，影响幼儿身体健康。因此，教师要对幼儿的错误行为及时进行纠正，让幼儿了解憋尿、憋便的危害，自觉改正这种不良习惯。

三、幼儿如厕不良习惯应对措施

（一）培养幼儿动手能力

可以通过开展类似评选“文明自立之星”的活动，有意识地鼓励幼儿的动手意愿和动手能力。可以在日常的教学和生活中，鼓励幼儿自主地完成一些生活中的事情，比如整理床单、擦桌子、叠衣服、整理自己的玩具等。

（二）培养幼儿安全意识和清洁意识

意识的培养来源于相关知识的长期接触，这需要教师在平时幼儿上厕所时，对其进行安全意识和清洁意识的提醒。还可以通过在厕所显眼的地方，绘制生动的图画进行提醒。对如厕表现得不错的幼儿进行鼓励、赞扬，比如夸奖从不在厕所打闹、上完厕所衣裤整洁的幼儿，这有利于培养幼儿的成就感。

（三）积极引导幼儿融入新环境

在发现幼儿对新环境存在不适、紧张、害羞等情绪时，要更加积极、频繁地进行一对一的关心与呵护，并带着他多参与活动，尽快熟悉环境。尤其在幼儿想要上厕所时，引导他主动报告老师。

（四）引导幼儿控制如厕时间

要简明地告诉幼儿憋尿、憋便的危害，以及长时间蹲厕所的危害。告诉他们一旦产生尿意或便意，就应去卫生间，不要拖延。也要告诉他们一旦上完厕所，感觉没有尿意或便意，就不要再继续蹲在厕所。良好的如厕习惯源于长期实践的积累，所以保教人员要富有爱心和耐心。

四、幼儿如厕的具体步骤

（一）组织幼儿做好如厕准备

（1）保育老师应准备好如厕需要的纸巾和洗手液（或肥皂），存放于幼儿易于取到的位置。

（2）保育老师提出如厕要求。幼儿不往便池内扔异物，有序排队，不在卫生间打闹，便后洗手整理衣裤，然后迅速离开。

（3）组织幼儿分组如厕。避免厕所拥堵，组织有序、分性别如厕。

（二）指导并帮助幼儿掌握正确的如厕方法

1. 男童如厕步骤

（1）将裤子脱到大腿根部。

（2）蹲在便池中间（小便时站在便池前，瞄准便池中间），要求便入池内，不要便到衣裤和便池边上。保持地面和衣裤的整洁。

（3）便后仔细擦净，要求从前往后擦（男童小便后不需要擦，抖一抖即可），尽量避免将大小便弄到衣裤和手上。

（4）整齐地提起裤子。

（5）用手按下冲水开关，将厕所冲洗干净后再离开。

（6）洗手，对着镜子整理衣裤。

男孩如厕步骤（小便）见图 9-1-1

2. 女童如厕步骤（见图 9-1-2）

（1）取适量的如厕用纸。

（2）将裤子脱到膝盖处。

(3)蹲在便池中间,要求便入池内,不要便到衣裤和便池边上。保持地面和衣裤的整洁。

(4)便后仔细擦净,要求从前往后擦,尽量避免将大小便弄到衣裤和手上。

(5)整齐地提起裤子。

(6)用手按下冲水开关,将厕所冲洗干净后再离开。

(7)洗手,对着镜子整理衣裤

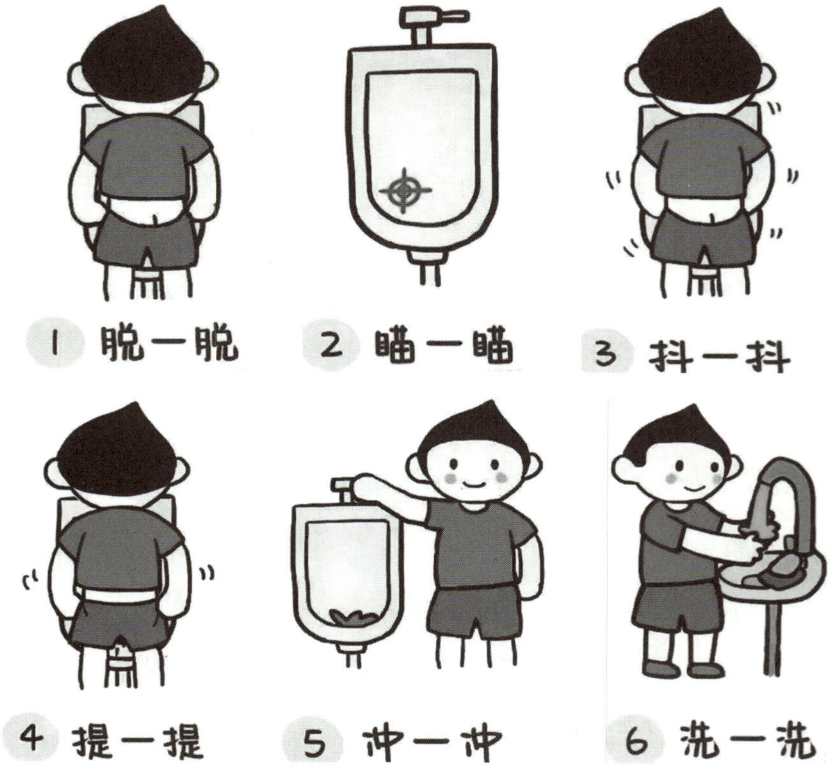

图9-1-1 男孩如厕步骤(小便)

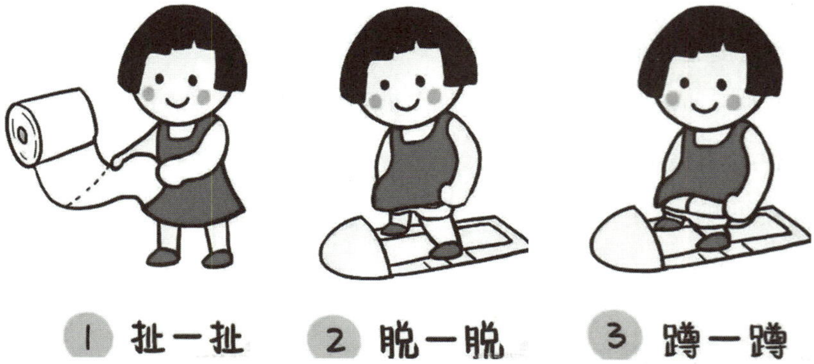

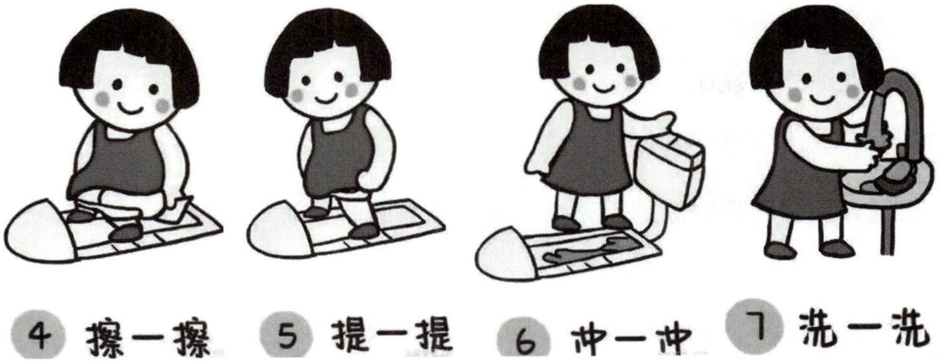

图 9-1-2 女孩如厕步骤

（三）提醒、组织幼儿如厕

保育老师应每隔一段时间提醒幼儿如厕，一般在喝水后半小时有如厕需求，所以必要时一对一地提醒幼儿如厕。

保育老师也要适当地观察幼儿是否有尿裤子、憋尿憋便和长时间蹲厕所的现象。

保育老师在幼儿如厕不当时，或者发现幼儿尿裤子时不要责骂。平时要注意鼓励幼儿及时大胆地表达如厕需求。

（四）帮助幼儿整理衣裤

幼儿即便完成所有步骤，也难免会出现一些小差错。比如裤子提得乱七八糟，衣服一截扎在裤子里，一截露在裤子外边；厕所冲洗不到位，或者是手部的清洗不到位，可能还会有排泄物的残留。然后在后续吃食物或玩游戏时又会“牵连”到其他幼儿，甚至是随同食物一同进入口腔到达胃部，引发疾病。

总而言之，保育老师不能完全撒手让幼儿自行完成如厕，对于一些动手能力较差的幼儿，在每次如厕时要帮助其完成，或者是进行检查。有必要每隔一段时间对所有的幼儿进行观察检查，对衣裤不整齐、手部清洗不到位的幼儿提供帮助。同时要频繁地检查厕所的整洁情况，保证幼儿拥有一个轻松的如厕环境。

（五）做好厕所和盥洗室的清洁工作

正如上文所述，一个良好的如厕氛围和环境，能让幼儿不排斥如厕，并能做到积极如厕、洗手、整理衣裤。所以厕所和盥洗室的清洁工作就显得尤其重要。

1.需要频繁地确认便池的清洁

确认便池外是否有排泄物,确认是否有纸张未进纸篓。如有,将其清理干净,并保持地面干燥,避免湿滑造成摔伤。

2.确认纸巾和洗手液是否充足及盥洗室地面的整洁

卫生间要有充足的纸巾和洗手液。盥洗室的面积与便池相比更开阔,地面更需要保持整洁、干燥。同时洗手池周围要保证清洁、干净,以防幼儿在洗手时弄湿、弄脏衣物。

3.保持厕所的通风,不要有异味

幼儿对于味道很敏感,有不好的味道时,他们就会产生排斥这个地方的情绪。

任务二

幼儿如厕指导

案例引入

幼儿园刚开学不久,这一天,又到了老师给小朋友们整理衣裤的时候。小一班很多小朋友都整理好了,老师发现瑞瑞小朋友坐在位置上一动也不动。瑞瑞性格比较内向,老师心里有点疑惑,便走过去给她整理衣裤。老师把手伸进瑞瑞裤子后面,才发现里面有点湿了,老师急忙带她到厕所如厕。但是瑞瑞还未蹲稳便开始小便,导致裤腿淋湿,以及小便洒在便池外边。上完厕所后,瑞瑞用纸随便擦了一下屁股,就胡乱地将裤子提上去。老师见状连忙帮她重新擦净屁股,换裤子,并整理好衣裤。

工作表单

工作表单1

思考:上述案例中的小朋友发生了什么事情?老师怎么做的,做得对不对?如果是你,你还会注意哪些方面?

工作表单2

思考总结

如厕前、如厕时、如厕后指导要点有哪些？

时间	指导要点
如厕前	
如厕时	
如厕后	

工作表单3

小组讨论

如何培养幼儿自主如厕，具体如何操作？

学习支持

一、幼儿正确如厕指导

(一)正确如厕指导

1. 如厕前的指导

(1)检查卫生间环境是否干净、安全,要求地面干爽、空气清新、便池干净、光线充足。

(2)检查和准备是否有大小适宜、数量充足的厕纸,放在方便幼儿自由取用的位置,针对大班幼儿,可以带领值日生一起检查。

(3)检查便器是否能正常使用。

2. 如厕时的指导

(1)选择便器使用。提醒幼儿根据大小便需要选择便器,提醒中、大班幼儿使用蹲便器的幼儿,站稳后再脱裤子,以免摔跤。帮助小班幼儿将裤子脱到适宜的位置,再蹲下解便。

(2)适当取用厕纸,在女生大便和小便后,男生大便后,按照从前往后的顺序正确擦拭,厕纸用后要入筐。

(3)便时护理。①组织幼儿大小便时应分组进行,以免因拥挤、争抢位置等发生意外。②幼儿排便时,要在一旁观察照顾,对年龄小的幼儿给予帮助。③冬天注意幼儿膝、腰、腹部的保暖,并提醒幼儿大便时间在5—10分钟。

3. 如厕后的指导

(1)观察幼儿大小便情况。

(2)提醒幼儿便后冲水,整理好衣裤,并肯定便后主动冲水的幼儿。

(3)提醒幼儿便后洗手。

(4)观察周围是否有尿液、水迹,及时清理,保证地面干爽和便池清洁。

(二)如厕照护要点

1. 整理衣裤

(1)脱裤子。便前先脱外裤,再脱内裤,裤子脱到膝盖的位置。

(2)便后整理衣裤。便后将裤子提起来,先提内裤,再提外裤,将内衣扎进裤子里,不露肚脐与后脊背,最后将外衣拉平整。针对小班幼儿,要帮助其将内衣塞进裤子。针对中、大班幼儿,要提醒幼儿将内衣塞入裤子,并帮助个别能力较差的幼儿。

2.男女幼儿如厕要领

(1)男生如厕。引导男生选择小便器或者小便池,小便的时候要站着,面对便池,两腿分开站稳。解开裤洞,肚子略向前挺,对准便池小便,不要弄脏外面或者墙壁。男生大便后使用厕纸,从前往后擦。便后应穿好裤子再走。

(2)女生如厕。引导女生选择便池或者蹲厕、坐便器;女生使用蹲厕时,双腿跨开站到便池上,脱下裤子至膝盖处解便,注意时间不能太长;女生大便和小便后都使用厕纸,从前往后擦,便后应穿好裤子再走。

(3)蹲便动作指导。①跨过小沟,脱下裤子,慢慢蹲下去;②用力大便;③擦完屁股,提好裤子;④跨过小沟,转身冲水。

(4)男女幼儿应分厕,或便盆分开放置。帮助幼儿了解不同性别小便的方式,让2岁以上的男孩站着小便。

3.帮助幼儿学会擦屁股

(1)告诉幼儿卫生纸存放位置,提示幼儿如厕后自己取放手纸。①卫生纸要放在幼儿伸手就能够到的位置。②卫生纸剪成20 cm左右的纸段,叠放在一个小容器里,以备幼儿使用。

(2)便后指导幼儿用正确的方法擦屁股。让幼儿从前向后擦,女孩子小便后也应擦拭,对于年龄较小的幼儿,教师可帮助他们擦拭干净。

(3)及时给予幼儿表扬与肯定。①通过观察,找出幼儿在排便过程中有进步的地方;②对有进步的幼儿要及时给予鼓励,如贴小笑脸,给一个拥抱等。

(4)做好整理工作。及时指导幼儿穿上裤子,鼓励并指导幼儿冲厕,最后指导幼儿便后用香皂、流动水洗手。

4.处理幼儿尿裤子

(1)及时了解初入园幼儿的排便规律和习惯,既要定时组织幼儿解便,又要兼顾个别提醒。

(2)注意观察幼儿的面部表情和身体动作,发现幼儿有便意应立即提醒。

(3)教师还可以组织专门的生活教育活动,帮助幼儿熟悉解便的地点、器具,减少幼儿的陌生感。

(4)对不能独立解便的初入园幼儿不强求，及时给予帮助，使幼儿对保教人员建立亲近感，有解便需求时能主动告知。

(5)对个别中、大班仍出现尿裤子情况的幼儿，要加强家园沟通，了解幼儿的生理或心理变化，接纳出现的个别情况，帮助幼儿逐步改善。

5. 判断幼儿大小便异常

幼儿正常的小便为6—7次／天，500—600 mL／天，呈淡黄色，澄清透明，无特殊气味。幼儿正常的大便为1—2次／天，柔软条状，呈黄褐色，一般臭味。

(1)大便从量、形状、颜色、气味等方面判断是否异常，比如，大便呈糊状、柱状，一天3次以上稀水状、黏冻状的脓血便、呈黑亮色、呈果酱色等症状。

(2)小便从量、次数、颜色、透明度和气味等方面判断是否异常，如尿频、尿痛、尿急、红茶色小便、尿色变红、小便浑浊等症状。

(3)如发现幼儿大小便异常应加强关注，并及时通知家长。

6. 帮助新入园幼儿认识厕所

新生入园，教师带领幼儿认识本班的厕所，知道厕所是大小便的地方，分清男女生使用的便具。还可结合幼儿园的外出活动，教幼儿认识厕所的标记，丰富他们的生活经验。教幼儿学说“我要小便(大便)”，鼓励幼儿有便意大胆向老师表达并自己去厕所排便。

7. 对个别幼儿的如厕指导

(1)午睡前，教师要提醒易尿床和尿频的幼儿先小便再睡觉，并让他们睡在离盥洗室近的床位。

(2)如幼儿未学会自己用便纸，教师要帮防幼儿进行便后清理，边帮边教，直到他们能够自理。

(3)有的幼儿每天要在幼儿园里大便，保育老师应不怕麻烦，不嫌脏，及时为幼儿做大便后的清理工作。

(4)当幼儿尿湿裤子时，教师应首先给予安慰，并及时帮助他清洗、更换裤子。建议将幼儿的脏衣裤稍加清洗并交给父母。

(5)有的幼儿常常因贪玩或担心玩具被别人拿走而憋尿，教师可提醒他去小便，并为他保管好玩具，使他安心如厕。

(6)有的幼儿胆小、性格内向,午睡中要小便不敢说,常用扭动身体并发出哼哼呀呀的声音,以示需求。对这样的幼儿教师要特别关注,主动询问是否要小便,并在日常活动中注意培养他大胆用语言表达自己的需求。

(7)有的幼儿小便急了,常常会尿在便池外,保育老师要及时清理,保持盥洗室的整洁。

(8)冬天,幼儿衣着增多,穿脱上的困难会影响他们及时排便。教师要细心观察,帮助幼儿解决困难。

二、培养幼儿良好的如厕习惯

(一)幼儿自主如厕的条件

(1)为幼儿创设方便、卫生、舒适的厕所环境。

①蹲式的便池旁应设有扶手柄,扶手柄放置在幼儿的正面较好,方便幼儿安全排便。小班幼儿目测距离能力弱,常常挤在一起,小便容易尿到别人身上,既不安全又不卫生,所以便池间应有隔离栏(板、墙)。

②盥洗室里应备有坐便器,因为幼儿大便需要一定的时间,坐式便具能为幼儿解除困难,使他们安心排便。

③厕所里应备有卫生纸,供幼儿使用。

④活动室可多备一些干净的衣裤鞋袜,供幼儿替换。

⑤厕所应保持明亮、易打开,不会把幼儿锁在里面,使其有安全感。

(2)保育老师通过日常观察幼儿大小便的情况,与家长沟通,熟悉幼儿大小便的习惯,包括次数、时间、性状等。

(3)入园初期,可适当接纳幼儿在家的如厕习惯。比如,自己带小便盆,根据自己习惯的时间如厕等。

(4)采用游戏化的大便记录方式,激发幼儿大便的兴趣,引导幼儿逐渐养成在园定时大便的习惯。

(二)培养幼儿自主如厕的要求

(1)幼儿应知道早晨、午睡起床后,午睡、夜里睡前,应如厕小便。

(2)幼儿知道在参加时间较长的活动前,能够主动如厕,做好活动准备。

(3)能在规定的便池(便盆)内大小便,尿时对准便池,不尿在外边。

(4)知道定时大便对身体的好处,养成定时大便的习惯。

(5)中、大班幼儿要学习便后自己擦屁股,提示女生小便后也要擦屁股,便后用香皂或洗手液洗手。

(6)大小便如有异常,能主动告诉老师。

(7)能专心排便,坐便时不说话、不玩耍、不吃东西。

(8)知道在厕所逗留、玩耍有危险。

(三)培养幼儿自主如厕的策略

1.自主如厕引导

(1)通过如厕环境的营造、讲故事、念儿歌、集体讨论等多种方式引导幼儿知道有规律大小便、便后及时洗手对人体健康的好处。

(2)提示幼儿便后冲厕所。

(3)检查自己的衣服是否整理好。

小资料

如厕歌

我们排队上厕所,裤子脱到小膝盖,
女孩小便蹲一蹲,男孩小便站直了。
宝宝蹲蹲拉臭臭,扑通扑通掉进坑。
上完厕所要洗手,小手洗得真干净。

我会如厕

脱下小裤子,小便入便池,
提好小裤子,冲水再洗手。
脱下小裤子,便便排出去,
厕纸来帮忙,从前往后擦,
穿好小裤子,冲水再洗手。

如厕礼仪歌

小朋友，知礼仪，如厕文明要记牢。
等候时，不打闹，主动谦让不拥挤。
用完厕，勤冲水，洗完手，忙关水。
好习惯早养成，整洁如厕我做起。

2. 大小便自理

（1）教会幼儿正确使用卫生纸的方法。

（2）卫生纸摆放的位置要干净，并且方便幼儿拿放。

（3）引导幼儿观察自己小便的颜色、大便的形状，理解其与自身健康的关系。

（4）安排男女幼儿分开如厕。

3. 鼓励幼儿自己上厕所

（1）教师要经常提醒小班幼儿有便意时自己上厕所，特别是在集体、户外活动前要提醒幼儿上厕所。

（2）认识、熟悉幼儿园内的所有厕所，户外活动前告诉幼儿认识离活动场地最近的厕所，让幼儿能就近上厕所。

4. 逐步形成良好的如厕习惯

（1）小班幼儿逐步形成在幼儿园定时大小便的习惯。

（2）中班幼儿能够学习自己擦屁股，保育老师可以引导其自主完成如厕环节。

（3）大班幼儿已经具备大小便的自理能力，保育老师应支持幼儿的自我服务意识，让其自主如厕。

5. 养成文明的如厕习惯

（1）便后抽水冲洗厕所。

（2）小便不玩耍，便后要洗手。

（3）不随地大小便。

三、幼儿如厕照护注意事项

（1）地面有水渍，幼儿容易滑倒。

（2）地面有杂物，如塑料袋、纸屑果皮等，幼儿容易滑倒。

（3）如厕人数过多，环境拥挤，易发生幼儿被推倒等伤害事故。

（4）水龙头里热水过烫或水流过大，幼儿洗手时易被烫伤或弄湿衣服。

（5）清洁工具没有放在固定的柜子里或固定的地方，幼儿易被绊倒。

（6）清洁消毒用品没有放在指定的地方，也没有上锁，易被打翻或发生幼儿误食的情况。

项目小结

本项目主要围绕幼儿如厕照护展开，重点包括幼儿如厕照护、如厕步骤以及习惯的培养。幼儿如厕照护对其身心健康至关重要，能满足生理需求，促进人格发展。幼儿如厕时可能存在动手能力差、安全和清洁意识缺乏、对新环境不适应及如厕时间长等不良习惯，原因包括家庭过度照顾、缺乏意识培养、环境改变等。对此，可通过培养动手能力、增强安全和清洁意识、引导适应新环境及控制如厕时间等措施来应对。幼儿如厕的具体步骤包括做好准备，如准备纸巾和洗手液、提出要求并组织分组如厕；掌握正确方法，如脱裤、蹲便、便后擦净等；提醒并组织幼儿如厕，帮助整理衣裤，保持厕所和盥洗室整洁。正确指导幼儿如厕需在如厕前检查环境和便器等；如厕时指导幼儿选择便器、取用厕纸和注意便时护理；如厕后观察幼儿大小便情况，提醒冲水、整理衣裤和洗手，并清理环境。同时，要注意整理衣裤、男女幼儿如厕要领，帮助幼儿学会擦屁股，处理尿裤子问题，判断大小便异常，帮助新入园幼儿认识厕所，对个别幼儿进行针对性指导。培养幼儿良好如厕习惯，要创设良好环境，了解其大小便习惯，接纳入园初期习惯并采用游戏化记录方式。让幼儿知道如厕时间和地点，能在规定便池大小便，养成定时大便、便后自理的习惯，如有异常及时告知老师，专心排便并知道厕所危险。可通过引导、培养自理能力、鼓励自主如厕等方式逐步养成良好习惯和文明如厕习惯。此外，幼儿如厕时还需注意地面水渍、杂物、如厕人数、水龙头等安全问题。

直通赛证

一、选择题

1.幼儿一日生活活动主要有（　　）。

A.学习　　B.游戏

C.户外活动　　D.进餐、饮水、午睡、如厕

2. 小一班幼儿豆豆不愿在幼儿园如厕，作为保育老师应该怎么办？（　　）

A. 大声呵斥豆豆

B. 冷处理，随豆豆自己的意愿

C. 通过游戏或儿歌，让豆豆明白如厕的重要性，养成如厕的习惯

D. 以上都不对

3. 幼儿每天在园都要进行多次的基本活动是（　　）。

A. 游戏、如厕、盥洗　　B. 饮水、如厕、盥洗

C. 进餐、饮水、盥洗　　D. 睡眠、饮水、盥洗

4. 下列幼儿在如厕时保育老师的护理要点，不正确的是（　　）。

A. 分小组进行，每组时间5—10分钟

B. 注意膝盖、腰、腹部的保暖

C. 打扫厕所

D. 帮助、照顾、观察

5. 当发现幼儿尿裤子时，保育老师不正确的做法是（　　）。

A. 大声呵斥，批评幼儿的尿裤子行为

B. 及时给幼儿更换衣物

C. 态度和蔼，注意保护幼儿的自尊心

D. 引导幼儿不要憋尿

二、判断题

1. 幼儿每次排便时间不宜过长，以5—10分钟为宜。（　　）

2. 保育老师为幼儿创设安全、舒适的如厕环境，利于幼儿排便。（　　）

3. 保育老师应该观察幼儿每日大小便情况，及时提醒幼儿如厕。（　　）

4. 厕所地面看上去比较干净，保育老师可以不用进行清洁消毒。（　　）

5. 由于大班的幼儿已经具备自主如厕的能力，因此保育老师可以不用照看其如厕。（　　）

6. 穿“开裆裤”有助于培养幼儿的自主意识和隐私感。（　　）

7. 科学的幼儿如厕习惯培养是给幼儿提供帮助直到他自行学会如厕。（　　）

8. 幼儿如厕习惯的培养需要幼儿园和家长的共同努力。（　　）

三、材料分析

强强是一个活泼好动的孩子，在户外活动时，由于玩得太投入，强强尿湿了裤子，告诉保育老师小金。强强在上午集体活动时，也是尿在裤子上了。小金没有责怪强

强，还安抚了孩子，默默地给他换了干净裤子和鞋子。但是，小金却很懊恼，昨天才和强强妈妈沟通了强强如厕的问题，还跟强强妈妈说了，自己要培养强强如厕习惯的计划，怎么今天两次都没有记起来提醒孩子呢？

问：评析保育老师小金的做法是否得当，并结合自己的所学知识和查阅资料，说说如何处理强强尿裤子的问题。

实践实训

准备如厕厕纸、洗手液、仿真娃娃的衣物、模拟便池、模拟洗手池等物品，把学生分为8—10人一组，在实训室模拟幼儿如厕和盥洗照护的工作全过程。

项目评价

序号	考核要求	评分标准	学生自评			学生互评			教师检评		
			A	B	C	A	B	C	A	B	C
1	环境要求	整洁干燥									
2	过程要求	现场秩序维护									
		如厕具体步骤（脱裤子、下蹲、擦屁股、提裤子）									
		整理衣裤									
		便后冲马桶									
		便后洗手									
3	准备要求	张贴如厕动画贴纸									
		定时提醒如厕									
4	沟通要求	与相关人员（幼儿、家长、教师）进行及时、有效的沟通									
实训总分											

推荐阅读

母婴照护标准化丛书课题组.母婴照护常识及其拓展[M].广州：中山大学出版社，2021.

项目十

幼儿睡眠和起床照护

学习目标

知识目标

1. 掌握幼儿睡眠和起床照护的基本知识，包括睡眠环境和睡眠姿势对幼儿健康的影响，以及如何合理安排睡眠时间和起床时间。

2. 了解不同年龄段幼儿的睡眠需求和特点，以及如何根据个体差异进行睡眠和起床照护。

能力目标

1. 能够正确地安排幼儿的睡眠时间和起床时间，确保他们得到充足的休息和睡眠。

2. 能够为幼儿营造一个安静、舒适的睡眠环境，并观察和记录他们的睡眠情况。

职业素养目标

1. 培养对幼儿身心健康的高度责任感和敬业精神，关注和照顾每一个幼儿的睡眠需求。

2. 培养对幼儿睡眠问题的敏感度和判断力，及时发现并解决潜在问题。

学习重难点

学习重点

1. 了解不同年龄段幼儿的睡眠需求和特点，以及如何根据个体差异进行睡眠照护。

2. 掌握幼儿睡眠和起床照护的基本知识。

学习难点

如何根据个体差异进行睡眠和起床照护。

思维导图

- 幼儿睡眠和起床照护
  - 幼儿睡眠照护
    - 幼儿睡眠充足的意义
    - 幼儿午睡前照护
    - 幼儿午睡时照护
    - 培养幼儿良好睡眠习惯
    - 对午睡困难幼儿的照护
    - 午睡照护的注意事项
  - 幼儿起床照护
    - 起床照护的工作内容
    - 不同年龄阶段幼儿起床行为要求
    - 幼儿穿衣指导
    - 幼儿起床照护指导

任务一

幼儿睡眠照护

案例引入

5岁的宏宏一到午睡时,就紧皱眉头。老师问他原因,他就号啕大哭,又手舞足蹈、拳打脚踢。老师总会提醒他好多次,试图让他能够睡着,避免午后疲劳和打扰其他小朋友休息,可是没有一次是成功的,这让老师们伤透了脑筋。

工作表单

工作表单1

思考:影响幼儿午睡的原因有哪些?如果你是保育老师,你会怎么做?

工作表单 2

思考总结

请思考针对不同年龄班级的幼儿，保育老师的工作要点有哪些。

年龄班	工作要点
小班	
中班	
大班	

工作表单 3

小组讨论

指导幼儿穿脱衣物的要点有哪些？

学习支持

一、幼儿睡眠充足的意义

充足的睡眠可以快速地消除幼儿身体的疲劳，帮助幼儿恢复体力，有效地缓解幼儿的紧张情绪和疲劳。

（一）促进生长发育

睡眠是大脑皮质以及皮质下中枢广泛处于抑制过程的一种生理现象。睡眠不足会让幼儿的各个器官处于紧张超负荷运行的状态，不利于幼儿的生长发育。充足的睡眠对幼儿有着许多特殊的意义，幼儿每日的睡眠时间需要十几个小时，晚上的睡眠时间远不能满足他们生长发育的需要。同时在充足的睡眠下幼儿更容易进入深度睡眠，分泌更多的生长激素，促进生长发育。因此，幼儿园必须保证幼儿在午睡时睡眠时间充足，质量良好，这样才能促进幼儿健康成长。

（二）养成良好的生活习惯

在幼儿园一日生活中，幼儿的活动非常丰富，包括体育活动、区域活动、生活活动和教育活动等。每日固定的睡前活动、午休时间有利于培养幼儿良好的生活习惯。

表 10-1-1　不同年龄阶段幼儿睡眠时间表

年龄（岁）	白天	晚上	每日建议睡眠时间总量	每日睡眠时间弹性范围
3—4岁	2小时40分钟	10小时50分钟	13.5小时	13—14.5小时
4—5岁	2小时30分钟	10小时30分钟	13小时	12—14小时
5—6岁	2小时	10小时30分钟	12.5小时	12—13.5小时

二、幼儿午睡前照护

（一）午睡前不同年龄班级对保育老师工作要求

1. 小班

（1）定时清洁、消毒寝室。

（2）提前通风，保证寝室光线柔和、温度适宜。

(3)开展幼儿睡前活动,如讲故事、散步等,养成良好的常规习惯。

(4)注重幼儿睡前饮食,提醒幼儿不暴饮暴食。

(5)组织幼儿睡前男生女生分开如厕。

(6)检查幼儿随身携带的小物件,并将其集中放在一起。

(7)组织幼儿排队安静进入寝室。

(8)指导幼儿脱掉上衣、裤子,脱换鞋子,并将衣服叠放整齐,鞋子摆放整齐。

(9)营造轻松、舒适的午睡环境。

2. 中、大班

(1)定时清洁、消毒寝室。

(2)提前通风,保证寝室光线柔和、温度适宜。

(3)做好午睡前的环境准备。

(4)有序组织幼儿进行睡前安静小活动,如散步、谈话活动等,保持情绪稳定。

(5)保证幼儿心情愉悦。

(6)组织幼儿主动将小物件集中放在一起。

(7)指导幼儿独立脱掉衣裤、鞋袜,并在固定位置摆放整齐。

(二)午睡前幼儿的行为要求

1. 小班

(1)愿意参加睡前活动,睡前情绪比较稳定。

(2)在提醒下,能养成有序如厕习惯。

(3)在提醒下,能在睡前将细小物品交给保育老师。

(4)在帮助下,能穿脱衣服或鞋袜。

(5)在提示下,能独立安静入睡。

2. 中、大班

(1)睡前情绪稳定、愉悦,如有不良情绪时能随着睡前安静小活动的进行转换情绪。

(2)能有序如厕。

(3)能自己穿脱衣服、鞋袜,扣好扣子。

(4)能主动进行安全检查,将细小物品集中交给保育老师。

(5)能独立铺被子,并安静入睡。

(6)有便意、身体不适或发现同伴有异常情况时及时告诉保育老师。

(三)午睡前的环境创设

1.物质环境

(1)门窗。

午睡前应注意每次都要打开门窗通风,保障空气流通和保持空气清新。午睡时应将窗帘拉上,使室内光线柔和但不要过暗,以既不影响幼儿睡眠又不阻碍保教人员的视线为宜。

(2)床位。

幼儿床位布置可采用两床相靠或成组排列的方式,既能合理利用空间又能提高幼儿睡眠舒适性。建议并排床位不超过2个,首尾相接床位不超过4个,既并排又首尾相接床位不超过4个。寝室内主通道不应小于0.9米,次通道不应小于0.5米,两床之间通道不宜小于0.3米。同时为防止幼儿睡眠时受凉,床与外墙和窗应保持一定距离,建议不小于0.4米。全体幼儿睡眠时应采用头脚相对睡。这样既能避免幼儿在睡眠时互相聊天,又可以减少幼儿之间细菌的传播。在安排床位时应根据幼儿的个体差异进行排位,一般体质较弱的幼儿应注意避开风口,远离光线较亮的地方,可安排在背风处。体质较好又怕热的幼儿可安排在通风处,但不要吹对流风。易尿床和活泼好动、爱说话的幼儿可安排在便于保教人员照顾的地方。

(3)室温。

根据季节的不同和幼儿体感的变化,夏季室内温度一般控制在26 ℃左右,冬季一般控制在20 ℃左右。夏天,保教人员应根据天气情况适当调节室内温度,不能让幼儿睡在直对空调冷气出口的地方;应根据气温决定寝室开窗的时间。天冷时,在幼儿脱衣服前先把门窗关上,等幼儿全部睡下后再根据天气情况来决定是否开窗,以达到适合的温度和光线。

(4)床铺。

年龄较小的幼儿抵抗力较差,床铺上的全部物品包括床单、枕头套、被褥等要保证环保、舒适。同时注意及时清洗更换,建议至少半个月晒一次,一个月洗一次,在流行病高发的季节做到勤消毒以确保幼儿身体健康。每位幼儿的床铺、被褥、枕头均有统一标志,保证寝室用品专人专用。床铺的标志可用标志清晰的图片粘贴在床体右上角，被褥、枕头也应绣有幼儿姓名，便于保教人员、幼儿分辨。被褥应根据季节转换及时更换，注意为体弱和易生病的幼儿准备较厚的被褥。铺床时，保教人员必须先清扫地上的垃圾，用半干的拖把拖净灰尘，待地板干燥后铺上小床。

2. 心理环境

（1）构建良好的师幼关系，关注幼儿的个体差异。良好的师幼关系能使幼儿在班级中获得安全感和依赖感，能够帮助幼儿更好地适应新的睡眠环境。这种轻松愉悦、温馨的氛围，能够帮助幼儿较快养成午睡习惯。

（2）在午睡前，保教人员应保障幼儿情绪愉悦，在睡前不训斥、不恐吓幼儿。同时可组织睡前活动舒缓幼儿情绪，如听故事或轻柔的音乐，进行安静小活动、适宜的区域活动等。

（四）穿脱衣物指导

微视频：幼儿穿脱衣指导

幼儿自我服务能力随着年龄的增长而不断加强，不同幼儿的发展水平不一样，穿脱衣物的水平也不一样，要保证班级幼儿睡前都能达到统一的标准：将鞋袜放在床下，将外衣、外裤叠整齐并放在指定的位置。幼儿可以按照顺序脱放衣物，形成生活自理习惯。保教人员可结合游戏、动作示范让幼儿学习穿脱衣物。在午睡环节，保教人员应做好幼儿的穿脱衣物的检查工作，教会较大幼儿进行自我检查。在天气较冷的时候，建议让幼儿先脱裤子和鞋子，等幼儿的双腿盖上被子再脱毛衣或棉衣。

1. 套衫

套衫又名“套头衫”，在穿脱套衫的过程中可能会短暂地遮挡幼儿的视线，所以要指导幼儿多加练习消除幼儿的紧张感。

（1）穿套衫。

第一步：分清衣服里外和前后，将衣领朝下。

第二步：将整件上衣沿着领口折叠成圆圈状，用双手撑开衣领。

第三步：将头套进衣领中，同时双手伸到衣袖中，把手伸出来。

第四步：将衣服从胸下往腹部拉，整理好衣服。

结合儿歌：“小老鼠，钻洞洞，先钻大洞洞，再钻中洞洞，两只小手钻小洞，钻出小洞拉拉好，耶！我的衣服穿好了！”

(2)脱套衫。

第一步:双手拉住衣服下端的两侧。

第二步:将衣服从下向头上拉。

第三步:再将手和头从衣服中脱离,或者双手提住衣领的两端,向头上拉,再将手和头从衣服中脱离。

2. 开衫

(1)穿开衫。

第一步:分清衣服的里外和前后。

第二步:双手抓住衣领,将衣服的外面贴着肚子,然后把衣服翻到身后,披在肩上。

第三步:用手攥住衣服,将手伸进衣袖内。

第四步:整理衣领,对齐扣子,然后扣好扣子,认真检查。

结合儿歌:“分清正反面,抓住小领口。翻衣往背披,衣袖伸手臂。整好小衣领,扣好小纽扣,整齐多神气。”

(2)脱开衫。

第一步:先一个个解开扣子或者将拉链拉开。

第二步:双手攥住衣襟往后拉,脱至肩下。

第三步:从背后拉下两只袖子。

3. 裤子

(1)穿裤子。

第一步:分清裤子的里外和前后。

第二步:先伸一条腿进一条裤腿,再伸另一条腿进另外一条裤腿。

第三步:双手提着裤子的两侧,将裤子提到腰侧,如有内衣则将内衣塞到裤子里。

(2)脱裤子。

第一步:双手拉住裤头两侧,向下拉至脚踝。

第二步:可以坐着或者站着,用手将裤腿逐一拉下。

4. 袜子

(1)穿袜子。

第一步:分清袜子的不同部位,如袜尖、袜底、袜跟、袜筒等。

第二步:将袜尖朝前,袜底放在下面。

第三步:手放在袜筒上,将脚伸进去。如幼儿不止穿一条裤子,可将袜筒包裹里面裤子的裤脚。

(2)脱袜子。

第一步:双手扶住袜筒,将袜筒堆叠到脚后跟。

第二步:沿着脚面将袜子脱去或者用手拉着袜尖脱下袜子。

结合儿歌:"袜筒卷一卷,脱到脚后跟。袜尖拉一拉,袜子脱下了。"

5.鞋子

(1)穿鞋子。

第一步:分清左右脚的鞋面,并放正。

第二步:两脚分别穿上鞋子,用手提鞋后跟,将其完全提上来。

第三步:系鞋扣或者鞋带。

(2)脱鞋子。

第一步:解开鞋扣或者鞋带。

第二步:将手扶在脚后跟上,用力将鞋子脱下。

三、幼儿午睡时照护

(一)午睡时保育老师的工作内容

(1)用亲切、温柔的语气和语调引导幼儿入睡,提示幼儿安静独立入睡。

(2)细心观察幼儿的睡眠情况,并建立幼儿成长档案。

(3)了解并尊重不同年龄阶段幼儿的睡眠特点,安抚入睡困难的幼儿。

(4)观察幼儿睡觉时的睡姿,如蒙头睡、趴着睡时及时调整幼儿睡姿。

(5)全面关注幼儿午睡情况,随时巡查,建立午睡登记制度,发现异常情况及时处理、记录。

(6)发现幼儿尿床要及时换洗、晾晒寝具。

(7)具有高度的责任心,不随意离开寝室,不做与午睡管理无关的事。

(二)午睡时幼儿的行为要求

1.小班

(1)在保教人员的帮助下,能盖好被子。

(2)在保教人员的提醒下,懂得用正确的睡姿入睡。

(3)在保教人员的提醒下,能按时午睡并坚持午睡。

(4)安静入睡,不影响他人,睡醒不打扰同伴。

(5)在有需要时能向保教人员寻求帮助。

(6)在保教人员的提醒下,能够按时起床。

2.中、大班

(1)能自己盖好被子。

(2)能保持正确的睡姿入睡。

(3)安静午睡,不影响同伴。

(4)能根据需要向保教人员寻求帮助。

(5)感觉身体不舒服或发现同伴有异常情况时及时告诉保教人员。

(6)能按时起床,整理床铺。

四、培养幼儿良好睡眠习惯

良好睡眠习惯需进行长期的培养,如果幼儿在入园后还没养成良好的睡眠习惯,会很难适应幼儿园的午睡活动。针对这种情况,首先,保教人员一般会细心观察幼儿的情况,明确对象和问题;其次,调查了解,查找原因,然后有针对性地与家长配合解决问题。保教人员在日常活动中可用以下方法帮助幼儿培养良好的午睡习惯。

(一)行为塑造法

刚入园的幼儿离开家人的陪伴首次在一个陌生的环境里午睡,常会出现一些睡眠问题。因此保教人员的重点在于先培养幼儿良好的行为习惯,对幼儿不同的行为习惯进行塑造,并不断地表扬和鼓励。

1.养成独立午睡习惯

对于入睡困难的幼儿,保教人员一开始可以在床边轻抚幼儿或者将幼儿家里的被子、玩具等带到寝室,缓解幼儿内心的焦虑。同时可以适当地调整午睡时间,让幼儿有自由选择的机会,使其对新环境产生安全感。在幼儿坚持午睡后,保教人员对其进行表扬和鼓励,如针对一周能独立入睡三次的幼儿奖励小红花等。在这个循序渐进的过程中保教人员帮助幼儿不断养成午睡的习惯,让他们能够坚持午睡,直至独立午睡。

2. 养成有序穿脱衣服、鞋袜的习惯，并放在固定位置

幼儿自理能力较差，自我服务意识较弱，班级可组织幼儿开展“自己的事情自己做”等活动和定期的生活自理能力总结会，对能力强、自己能脱衣服并能折叠好的幼儿，用口头表扬、点头、微笑等言语和行为鼓励来表示他们做得真棒，使他们信心倍增。对能力弱、需要帮助的幼儿，保教人员应对其提出明确的希望，如今天的目标是能独立把鞋子脱下，这样便于幼儿更好、更快地养成行为习惯。

3. 养成正确的睡眠姿势

正确的睡眠姿势应该以侧卧或者仰卧为主，幼儿在睡觉时不能保持俯卧、跪卧甚至蒙头睡的姿势。保教人员在睡眠环节可以记录幼儿睡觉时的睡眠姿势，对能够侧卧或仰卧的幼儿进行表扬和鼓励，对于幼儿的不良睡姿提出相应的要求。

（二）示范讲解法

幼儿思维具有具体形象性，保教人员可根据幼儿的思维特征，通过各种直观活动让幼儿掌握正确的睡眠姿势，并结合午睡实际，密切观察，帮助幼儿。具体可以这样做：首先，在专门的教育活动中，保教人员应先亲身示范正确的睡眠姿势，并向幼儿讲解不正确的睡眠姿势影响身体健康的道理；其次，保教人员引导幼儿观察比较多个不同睡眠姿势的幼儿，投票选出睡眠姿势最好看、最舒服的；再次，可以结合绘本故事或者情景表演，使幼儿目睹和亲身体验良好睡眠姿势的具体标准；最后，在班级生活区角张贴良好睡眠姿势的图例，让幼儿根据正确的睡眠姿势图片规范自己。

（三）儿歌法

在一日生活中，儿歌是帮助幼儿养成良好午睡习惯的好方法，如要想让幼儿保持睡前安静，可以用歌曲《小猫小猫你别吵》或者《午睡歌》使幼儿明白进寝室需要保持安静。当有的幼儿忘记时，保教人员可及时提醒他：“轻轻走，像小猫一样没声音”，“小朋友，来睡觉，小小手，放放好，小眼睛，闭闭好，安安静静睡得好”等，使幼儿明白安静睡觉的道理。再如幼儿穿裤子时，用比较形象的儿歌“两个口袋正面放，两列火车钻山洞，一个钻一个山洞”来帮助幼儿掌握穿裤子的方法。幼儿盖被子时，保教人员可用儿歌“掀开一扇小门，轻轻慢慢钻进，再把小门关紧，快快闭上眼睛”来帮助幼儿养成正确盖被子的习惯。

(四)图示法

保教人员可以借助图示的直观方法，加强幼儿睡前、睡中、睡后各环节的管理，制定详细流程与标准，并张贴在园内和班内。

(五)游戏法

游戏是幼儿的基本活动，保教人员可借助游戏提高幼儿的自我服务能力，如利用角色游戏进行练习。具体内容是：小朋友当妈妈，喂娃娃吃饭，哄娃娃睡觉，帮他叠好被子，把娃娃的手放在被子里。娃娃睡着了，妈妈会轻轻地走，不发出声音。在游戏中幼儿巩固了在生活中养成的良好睡眠习惯。再如开展午睡流程的接力比赛，幼儿在接力游戏中培养良好的午睡习惯。

(六)家园共育法

要家长配合教育，这样效果才好。保教人员通过家长会、家园之窗、家园联系手册、入园离园时与家长的交谈等向家长宣传充足的睡眠对幼儿生长发育的重要性；不良睡姿，不合理、无规律的作息时间，对幼儿健康的危害等。和家长一起研究、探讨幼儿的教养问题，帮助家长提高认识，促使家长关注幼儿良好的生活习惯的养成，改变教养态度，从而使家园步调一致，相互配合，达到家园共育。

五、对午睡困难幼儿的照护

(一)原因分析

(1)从生理上来看，幼儿的高级神经活动抑制功能不够完善，易兴奋，外界的刺激容易造成幼儿的注意力分散，困意很容易被消除，如有些幼儿可以因为窗外飞过的鸟、散步捡到的一块石头，甚至是枕套上的花边而一中午不睡觉。睡前进食过多或者过少，也会刺激幼儿大脑影响入睡。

(2)从心理上来看，3—6岁的幼儿有着强烈的交际欲望和表现欲望，渴望与同伴互动。午睡以外的时间，幼儿之间的交谈远不能满足幼儿的需要，午睡期间是幼儿相对自由的时间，因此很多幼儿喜欢在午睡时与同伴谈话交往，满足自身发展的需要。

(3)从个体差异上来看，不同的幼儿有着不同的气质和性格，其生活规律和身体所需不同。而且他们有着自己独特的生物钟，有些幼儿所需要的睡眠时间相对较短，有些幼儿的睡眠质量相对较差,这也是幼儿午睡困难的重要原因。

(4)从幼儿适应能力上来看,3—6岁幼儿的独立能力和自我服务能力相对较弱,对于幼儿园午睡的环境容易产生不安或紧张情绪。有些幼儿容易认床,对幼儿园的床铺不太喜欢,每到接近中午时就烦躁不安、情绪低落或哭哭啼啼,难以适应新环境。

(二)具体表现及解决措施

1.陌生环境难入睡

具体表现:需要安抚物品入睡,或者需要亲人抚摸、陪睡。

解决措施:保教人员可以先带幼儿熟悉寝室环境,并在午睡前组织安静小活动,使幼儿情绪放松。在午睡时可以握住幼儿的手,轻拍他们的身体,并对他们说"老师会像妈妈一样保护宝宝睡觉的","老师陪着你睡","我坐在你的旁边陪你一会儿"等话语解除他们对陌生环境的恐惧,使其安心入睡。对于害怕情绪比较严重的幼儿,保教人员可以与家长协商,带家中熟悉的毛绒玩具入园或者在家里午休后再回园。

2.贪玩好动不想睡

具体表现:没有午睡习惯,不愿意午睡。

解决措施:保教人员可以组织多种安静小活动,使幼儿情绪稳定。同时在幼儿午睡时用指尖在他们的背部轻轻地、缓慢地画简单的图形,让幼儿在单一的图形里逐渐从兴奋中安静下来,安稳入睡。此类幼儿如果能坚持安静午睡,可用小星星、小红花等对其加以奖励和肯定,帮助他们渐渐养成良好的睡眠习惯。如果幼儿精力还是十分旺盛,该次午睡不必强求入睡,可以将该幼儿与其他幼儿适度分开,不打扰到其他幼儿即可。

3.午睡焦虑不敢睡

具体表现:害怕尿床,或者担心有恐怖的事情发生。有的幼儿吃完午饭或者看见小床就开始哭,坚持坐在小椅子上不去午睡。

解决措施:保教人员应多关注容易焦虑的幼儿,了解他们害怕的原因。害怕尿床的幼儿,应在睡前少喝汤水和睡前排尿,在入睡一定时间后叫他们起床排尿。并且,保教人员应告诉幼儿老师一直都在,让他们安心入睡不用担心。对害怕恐怖事情发生的幼儿,保教人员可以通过床位安排和情感关注给予幼儿心理支持,让幼儿相信老师会一直陪着他们。

六、午睡照护的注意事项

以下介绍午睡时发生安全事故的原因和预防措施。

（一）午睡时发生安全事故的原因

1. 幼儿园设施设备因素

（1）床铺。

幼儿园床铺是幼儿每天都要接触的物品，要质量过关、干净环保。一些幼儿园为了节省成本，购买了上下床铺，无形中增加了很多安全隐患。

（2）门窗。

玻璃窗根据安装规范应该安装和搭好窗钩，如果幼儿园没有按照设施安全要求搭好的话，大风天气下极容易使玻璃破碎进而对室内幼儿造成伤害。同时大风天气下门窗对流通风时，没有窗钩的玻璃极容易被忽然关闭的门震碎。窗台上的杂物也可能割伤或者砸伤幼儿。

2. 人为因素

（1）幼儿安全意识淡薄。

（2）保教人员职责缺失。

保教人员职责缺失，多表现在午检环节不重视，午睡不巡查。具体如下：

①午检随意，没有发现幼儿手中或者口袋中的不安全物品，也没有发现床铺上的发夹、别针等物品。

②午睡时擅自离岗，职责严重缺失。

③在寝室打瞌睡或者做私事，对于幼儿的情况无法及时观察和处理。

④对于异常情况无法及时做出正确的处理，错过了抢救的最佳时期，如对于异常情况导致的窒息、高热惊厥等。

（3）幼儿园方面因素。

①午睡管理制度不完善。

②缺乏行政巡查。

③教职工安全培训不到位。

(二)午睡环节安全事故的预防措施

1.保教人员

(1)明确安全管理制度,严格遵守规章制度。安全无小事,保教人员应注重为幼儿构造良好的睡眠环境,午睡前认真检查相应的设施设备,保障寝室环境的安全。

(2)值班人员不能撤离前线,做好每十五分钟一次的巡回检查,发生意外时,保证在第一时间、以最快速度到达幼儿处,做到眼勤、嘴勤、手勤、腿勤。

(3)及时检查幼儿是否有异常情况发生,天冷时特别注意为其盖好被子,夏天为多汗的幼儿擦拭头上、颈部的汗。看到幼儿的不良睡姿要及时调整,注重个别护理。对于体弱多汗的幼儿睡前可在背部垫上干毛巾,汗湿的毛巾要及时拿掉。对于咳嗽的幼儿保教人员应提醒幼儿多喝水,并及时提醒其小便。采取分区照看,值班人员尽量靠近入睡难、生病、吃药的幼儿,以利于观察。

(4)值班人员动作轻盈,说话轻声,保持寝室安静,并加强午睡观察,不聚在一起聊天做私事。

(5)如果值班人员有紧急事情需要离开班级,应及时做好班级午睡交接班工作,并详细说明应特别关注的情况。

(6)根据突发事故的处理方法。努力学习急救知识,对于频繁发生的幼儿安全事故进行有组织、有计划、有步骤的处理,掌握简单的应急技能,避免在事故面前束手无策,失去最佳急救时机。

2.幼儿园

(1)建立合理的午睡管理制度。

制度的完善是防患于未然的先行条件,合理科学的午睡管理制度让保教人员更加清楚午睡值班的要求和标准。如:不得擅离班级,不做与工作无关的事情,坚持十五分钟巡回检查一次,等等。

(2)加强行政巡查。

行政人员轮流进行幼儿园的午睡巡查,一方面督促保教人员有序执行午睡制度,另一方面可以及时协助值班老师处理发现的问题,幼儿园应引入危机管理意识,坚持防微杜渐原则,强化安全行为,建立幼儿园午睡安全事故的预防策略,把安全危机事故灭于萌芽之中,共同守护幼儿的安全。

(3)对于幼儿的不良睡姿及时提醒和调整。

任务二

幼儿起床照护

案例引入

亮亮起床后，四处转悠，看见其他小朋友都在叠好的衣服里寻找自己的衣服，他也挤进去翻找自己的外套。亮亮咧着嘴说:“我找到了我的衣服。”他将衣服举起来大笑着开始往身上穿。他一只手随意抓住衣服的一个地方，另一只手就开始找袖口，往里面穿。他穿上一只胳膊后，另一只抓着衣服的手开始松开去找另一个袖口。穿上的那只手举得高高的，把衣服撑起来，衣服的另一只袖子就耷拉着朝下，他另一只手试探着寻找袖口，试了一下，没找到，他放下举高的手休息一下，把衣服拉过来看了看另一只袖口，又尝试，还是没有找到袖口，再次尝试，大约两分钟后他终于穿上了衣服，衣服的领口朝下，衣襟在上。他并未整理衣服，飞奔到喝水的地方倒水喝。这时，传来小朋友的笑声。圆圆说:“亮亮，你的衣服穿错了。”亮亮看了看自己的衣服，没有理会。接着很多小朋友都说:“你的衣服穿错了。”亮亮看了看自己的衣服，他一只手在背后拉着另一只手的袖口，一下子把衣服拽了下来。他看了看衣服，自己捏着衣服抖了一下，又开始像刚才那样穿起衣服。朵朵说:“你衣服穿反了。”说着帮他把衣服调整过来，亮亮抓着衣领重新穿衣，这次终于穿对了。

工作表单

工作表单1

思考:保育老师在幼儿起床照护的基本工作内容有哪些?

工作表单 2

思考总结

不同年龄阶段幼儿起床行为要求有哪些?

年龄阶段	起床行为要求
小班	
中班	
大班	

工作表单 3

小组讨论

幼儿起床照护的指导策略有哪些?

学习支持

一、起床照护的工作内容

在幼儿的起床照护中，幼儿教师和保育员既要有明确的分工，又要密切配合，坚持保教结合、教养并重，保证幼儿起床活动的顺利进行。

（一）营造起床环境

不管是在冬季还是夏季，应在幼儿起床前5分钟将窗户关好，避免幼儿着凉。然后，可通过播放安静、轻柔的音乐或节奏平缓的故事等，轻柔地唤醒幼儿。对于赖床的幼儿，做到不训斥、不恐吓，不粗暴地拍打，不一把拉开幼儿的被子，要保证幼儿有愉快的心情。可以对幼儿进行抚触、关爱，如轻轻拍拍他的背、摸摸他的头，轻声唤醒；也可以鼓励同伴间用恰当的方式互相唤醒对方。

（二）组织、指导幼儿做好起床整理

保育老师应根据幼儿的年龄特点进行起床整理的组织、指导和帮助，内容包括指导幼儿按顺序穿好衣服（上衣→裤子→袜子→鞋子），鼓励中、大班幼儿自己穿衣叠被等。

幼儿安静起床后，先让幼儿坐在床上穿好上衣，再起身穿裤子，以防感冒；提醒幼儿自查，看是否存在少穿衣服、穿反鞋子、穿错裤子、漏穿袜子等情况。如果存在这些情况，请幼儿及时调整，使幼儿逐步养成正确的起床穿衣习惯。对于年龄偏小、自理能力较弱的小班幼儿，保育老师应等班上其他两位老师都到了以后再叫幼儿起床。对于醒得较早的幼儿，保育老师可以先帮助其穿衣。在督促幼儿自查穿衣中引导幼儿与同伴互助，这样就可以避免幼儿等待。

（三）提醒、组织幼儿如厕、饮水

经过两个多小时的午睡，幼儿起床后的一次小便跟睡前的小便同样重要，保育老师要及时组织幼儿分批如厕。另外，幼儿经过了两次小便，起床后，保育老师一定要提醒幼儿喝水，及时补充水分。

在组织幼儿如厕时，保育老师也要适当地观察幼儿的小便情况，发现小便颜色加深或是小便过多、过少等问题都应该有针对性地处理。尤其是在干燥季节，保育老师

要提醒并督促所有幼儿多喝水,可以通过集体活动讲解水对人们身体的重要性来引导不爱喝水的幼儿;还可以让幼儿对比不同颜色的小便来引导他们认识喝水的重要性,保证幼儿主动饮水,补充充足的水分。

(四)帮助幼儿整理衣服、梳头

没有哪位家长来接幼儿时愿意看到自己的孩子糟糕(鞋子穿反、扣子扣错、裤子没穿好)的样子。家长早晨将整洁、清爽的幼儿送到教师手中,放学时老师也要将一个整洁、充满活力的幼儿交给家长。因此,每天午睡起床后保育老师帮助幼儿检查、整理衣服和梳头就很有必要。幼儿起床速度不一样,保育老师和其他两名教师应提前做好分工,一人组织其他幼儿如厕、饮水或游戏,一人帮助幼儿检查、整理衣裤是否穿戴整齐,并为幼儿梳头。

微视频:
扎头发

(五)组织幼儿自主活动

对于已经喝水、如厕、整理好衣裤和梳好头发的幼儿,保育老师应提醒、组织幼儿根据自己的兴趣和需要进行搭积木、看动画片、区角游戏等自主活动,避免消极等待。

(六)严格落实午检制度

(1)保育老师应巡视、关注幼儿的起床情况、身体状况及精神状态,及时了解、应对幼儿的情绪变化和各种需求。

观察幼儿是否尿床,对表现有异样的幼儿,如平时活跃的幼儿突然变得安静、幼儿脸色苍白或者身体出现不正常的潮红等,要立刻进行提问检查,或是送到医务室请保健医生处理。尤其是对小班幼儿或者性格内向的幼儿,保育老师和两名教师更要仔细留意、重点观察,做到有问题及时处理。

(2)组织幼儿离开寝室进入活动室后,保育老师和两名教师要仔细检查是否还有幼儿滞留在寝室(被窝、寝室角落重点检查),如床下有鞋要警觉是否有赖床的幼儿还睡在被窝中。在幼儿进入活动室后,保育老师要立即清点人数,避免因为幼儿滞留寝室而引发安全事故。

(七)做好寝室的清洁整理工作

可别小看寝室的清洁整理工作,它们看起来简单,但也要讲究方法。

待全部幼儿离开寝室后，一名教师可协助保育员整理床铺，保持床面整洁，将枕头、被子摆放整齐；保育员负责打扫寝室卫生，开窗通风，保持寝室空气流通。具体工作内容如下。

1.关门并开窗通风

开窗让室内和室外的空气对流，使寝室的空气清新。

2.打开被子

将被子打开晾10分钟。

微视频：
卧具整理

3.整理床铺、叠被

扫床时注意将扫帚轻微打湿，进行湿式清扫，以免扫起尘埃污染空气。

幼儿的被褥别立即折叠，最好等幼儿离园后再折。因为幼儿睡午觉容易出汗，若立即折叠，被褥和小枕头里的热气透不出来，长此以往，被褥和枕头摸起来会有湿润的感觉。而且，它们还容易滋生细菌，危害幼儿的健康。

4.擦拭寝室地面

擦地时注意床下的位置，特别是不容易擦到的地方要擦到位。

5.消毒

如果总是阴雨天，教师离园时还要记得用电子灭菌灯对寝室空气和被褥进行消毒。此时，应该把幼儿被褥睡的一面朝外，让紫外线充分照射到被褥里面，起到消毒效果。

二、不同年龄阶段幼儿起床行为要求

（一）小班

（1）能按时起床。

（2）懂得在起床后发现尿床、身体不适或有需要时向保育老师寻求帮助。

（3）有主动穿衣的意愿和行为；在保育老师的帮助下，能按步骤穿好衣服、鞋袜。

（4）能在保育老师的提醒下，有序喝水、如厕。

（5）在穿衣、整理床铺的过程中有与同伴互助的意愿和行为。

(二)中班

(1)能按时起床。

(2)懂得在起床后发现尿床、身体不适或有需要时向保育老师寻求帮助。

(3)能按步骤穿好衣服、鞋袜。

(4)能有序喝水、如厕。

(5)能在保育老师的指导下学习自己整理床铺。

(6)能在穿衣、整理床铺的过程中与同伴互助。

(三)大班

(1)能按时起床。

(2)懂得在起床后发现尿床、身体不适或有需要时向保育老师寻求帮助。

(3)能按步骤穿好衣服、鞋袜。

(4)能自己独立整理床铺。

(5)能根据自己的需要有序喝水、如厕。

三、幼儿穿衣指导

(一)指导幼儿穿开衫

(1)保育老师准确示范穿开衫。取衣服,正面在外,反面在里;双手抓住衣领向后甩,将衣服披在肩头;手指拽住内衣袖子,手握成拳头状,穿外衣袖子,一只手穿好后再穿另外一只手;翻好衣领,将衣服前襟对齐,自上而下或自下而上系好扣子或拉好拉链;检查扣子是否对齐,衣领是否翻好。

(2)保育老师逐步口述穿开衫的程序及方法,幼儿根据保育老师口述的内容逐步穿好开衫衣服,保育老师及时纠正幼儿不正确的穿衣方法。

(二)指导幼儿穿套衫

(1)保育老师准确示范穿套衫。取衣服,正面在外,反面在里;将头从衣服下方钻入领口;将衣服正面转到胸前;找到两只袖子并一一穿上;整理好衣服。

(2)保育老师逐步口述穿套衫的程序及方法,幼儿根据保育老师口述的内容逐步穿好套衫,保育老师及时纠正幼儿不正确的穿衣方法。

（三）指导幼儿穿裤子

（1）保育老师准确示范穿裤子。取裤子，先辨别前后，双手提好裤腰；将腿伸入裤筒里，先伸一条腿，再进另一条腿；提裤子至腰上，将内衣塞进裤子里。

（2）保育老师逐步口述穿裤子的程序及方法，幼儿根据保育老师口述的内容逐步穿好裤子，保育老师及时纠正幼儿不正确地穿裤子的方法。

（四）指导幼儿穿袜子

（1）保育老师准确示范穿袜子。分辨袜子的不同部位，如袜尖、袜底、袜跟、袜筒；手持袜筒，袜底放在下面，袜尖朝前；两手将袜筒推叠到袜后跟，再往脚上穿，先穿脚尖，再穿脚跟，最后提袜筒。

（2）保育老师逐步口述穿袜子的程序及方法，幼儿根据保育老师口述的内容逐步穿好袜子，保育老师及时纠正幼儿不正确地穿袜子的方法。

（五）指导幼儿穿鞋子

（1）保育老师准确示范穿鞋子。分辨左右两只鞋，并将左鞋和右鞋放正；两脚分别穿上鞋，用手提后跟；系鞋扣或鞋带。

（2）保育老师逐步口述穿鞋子的程序及方法，幼儿根据保育老师口述的内容逐步穿好鞋子，保育老师及时纠正幼儿不正确地穿鞋子的方法。

注意：保育老师在组织幼儿穿衣时，不能让幼儿只是坐在床上等老师来帮忙，应该让幼儿先自己动手学着穿衣。保育老师可以先帮助幼儿把外套套上头或披上外套，让幼儿自己摸索着穿袖子。给予幼儿一定的时间，保育老师只在旁边教，适时帮助他们调整。等幼儿穿得差不多时再动手，帮助幼儿一一整理。这样做，可以让幼儿较快地学会穿衣服，培养幼儿生活自理能力。

四、幼儿起床照护指导

（一）观看视频，商讨规则

让幼儿观看一段小朋友午睡后的起床视频，并让幼儿说一说视频中的小朋友在起床过程中哪里做得好，哪里做得不好，应该怎样改进。让幼儿共同商讨午睡起床环节的规则，并用自己的方式把规则画出来，张贴在与良好生活习惯有关的主题墙上，以利于保育老师以后根据幼儿生活自理能力的进步，提升规则要求，更改规则内容。当然，这一系列的活动要以幼儿为主，让幼儿自己商讨后再更改，老师作为幼儿活动的支持者、合作者和引导者参与其中。这样，既能激励幼儿自己遵守自己制定的规则，又能很好地激励幼儿之间相互提醒与督促。

（二）分享展示，活动激励

经过一段时间的培养和训练，幼儿在起床环节的生活自理能力得到提升。这时可以选取整理衣服或整理床铺中的某个环节开展集体活动，请幼儿分组商量应如何整理，并请做得好的小组进行展示。这样的经验分享，不仅能给做得好的幼儿以肯定和表现的机会，让他们得到认可，也能给能力较弱的幼儿一个学习的机会，帮助其慢慢进步。

（三）游戏竞赛，比学赶帮

针对幼儿起床环节的生活自理能力，可开展适当的竞赛活动，如“穿衣穿鞋我能行”“整理衣裤小能手”“整理床铺之星大比拼”等，中班和大班幼儿是比较喜欢竞赛活动的，可以通过竞赛活动来激励幼儿更加努力地做好自己力所能及的事。

（四）观看实录，激发兴趣

每隔一段时间，就把幼儿的起床环节进行实录，并利用餐前、离园前时间和幼儿一起观看、反思，引导幼儿找找实录视频中自己的进步点和自己做得还不够好的地方。真实的幼儿活动视频也更贴近幼儿的生活，能激发幼儿的兴趣，对提高幼儿生活自理能力能够起到事半功倍的效果。

（五）涂涂画画，记录进步

每位幼儿都可以有一本属于自己的午睡环节记录本，他们可以尝试用涂涂画画等自己喜欢的方式记录自己在起床环节中又学会了哪些新的本领，又有哪些新的进步，或是在午睡起床环节中自己哪一项做得很棒，哪里还不会。

（六）家长观摩，家园共育

在幼儿起床环节的保教工作中，只有家长和幼儿园秉承一样的保教理念，及时沟通，相互了解幼儿的发展现状，及时调整指导策略，做到家园同步，才能取得理想的保教效果。

除了平时的交流沟通，幼儿园还可定期请家长入园观摩幼儿的午睡起床环节，让家长看到幼儿入园的进步，认可幼儿园的工作，从而更好地支持幼儿园的工作，家园共育，形成合力。同时，家长的入园观摩也给幼儿提供了展示进步的机会，从而激励幼儿不断提高自我服务的意识与能力。

（七）习惯养成，文学熏陶

文学作品能让幼儿在自然、轻柔、愉快、轻松的情况下自觉养成良好的生活习惯，并一直保持下去。以下介绍两种文学作品形式。

1. 儿歌

短小精练、朗朗上口的儿歌容易学也容易念，很多与良好习惯的培养与生活技能的学习相关的内容也都融合在儿歌里。在起床环节中，幼儿饶有兴致地边念儿歌边穿衣服、边念儿歌边叠被子，就能更好地掌握穿衣、叠被要领，起到事半功倍的效果。

2. 绘本故事

绘本故事中往往有幼儿喜爱的卡通形象和生动有趣的情节，很多良好生活习惯的养成也贯穿其中，幼儿在阅读、理解故事的同时，会潜移默化地接受故事角色的思想、观念，吸取故事角色的经验，知道“自己做”的意义和重要性，从而产生“我也要自己动手做”的想法，并真正付诸行动。

项目小结

本项目重点学习幼儿睡眠和起床照护。幼儿睡眠充足对生长发育和养成良好生活习惯意义重大。午睡前，保育老师需根据不同年龄班级要求做好寝室准备、引导幼儿行为，创设适宜环境并指导穿脱衣物。午睡时，保育老师要引导幼儿入睡、观察睡眠、调整睡姿、巡查并处理异常，幼儿应保持正确睡姿和良好睡眠状态。培养幼儿良好睡眠习惯可采用多种方法。对午睡困难幼儿，要分析原因并针对不同表现采取相应措施。午睡照护需注意安全事故原因及预防措施。幼儿起床照护包括营造环境、组织起床整理、提醒如厕饮水、帮助整理衣服、梳头、组织自主活动、落实午检和做好寝室清洁。不同年龄幼儿起床行为要求不同，小班需按时起床、寻求帮助、在协助下穿衣如厕等；中班要按时起床、自己穿衣如厕、学习整理床铺等；大班应按时起床、自己穿衣整理床铺并按需如厕。幼儿穿衣指导包括穿开衫、套衫等的具体方法，保育老师要示范和口述，让幼儿逐步学习并适时帮助。幼儿起床照护指导策略有观看视频、分享展示、游戏竞赛等，还可根据案例与家长沟通、给予表扬、提供游戏和观看视频等。总之，幼儿睡眠和起床照护需保育老师和家长共同努力，促进幼儿健康成长。

直通赛证

一、选择题

1.幼儿午睡一般应达到(　　)小时左右。

A.3　　B.1.5　　C.1　　D.2

2.保育老师进行午睡巡视时关注的事项包括(　　)。

A.关注未入睡幼儿情况，排查原因

B.关注被子是否盖好:睡姿是否正确

C.观察幼儿身体健康情况

D.以上都是

3.为了防止婴幼儿午睡时异物入体，保育员应该(　　)。

A.仔细观察，及时发现问题

B.睡前检查床铺

C.晨检检查衣兜

D.睡前让婴幼儿自我检查

4.保育老师要合理安排幼儿午睡时的床位，生病和体质弱的幼儿应安排在(　　)处。

A.窗口　　B.通风

C.背风　　D.卧室门边

5.小班幼儿点点初入园时，不愿意午睡，连自己的小床都不愿意靠近。对此，王老师正确的做法是(　　)。

A.通知家长，领回训练　　B.统一要求，不能特殊

C.批评点点，坚持常规　　D.降低要求，个别对待

6.在你观察下，一个好的幼儿睡眠照护者应该具备哪种重要特质?(　　)

A.耐心和细心　　B.良好的组织和时间管理能力

C.热情和友好　　D.诚实和忠诚

7.在处理幼儿睡眠问题时，以下哪个方法是最有效的?(　　)

A.使用安抚奶嘴　　B.固定睡觉时间

C.轻拍和唱歌　　D.讲故事和阅读

8.如果一个孩子在午睡时间拒绝睡觉,一个好的睡眠照护者应该怎么做?(　　)

A.允许孩子继续玩耍,只要他们保持安静

B.尝试用故事或歌曲哄孩子入睡

C.强制孩子躺下并尝试入睡

D.让孩子起来,直到他们准备好睡觉

二、材料分析题

案例材料:

午睡时间到了,小朋友们有序洗手、解小便,安静进入午睡室。大部分孩子都乖乖闭上眼睛,准备睡觉。也有小朋友不想睡,发出窸窸窣窣的声音,保育老师就拿一把小椅子坐在床边陪伴和看护他;对于更调皮的孩子,保育老师会和他商量,如果真的睡不着可以去外面活动室待一会儿……

红红也睡不着觉,她拿出藏在枕头下的一本绘本来看。保育老师看到了,心想:在午睡室这么暗的环境看书,孩子的眼睛是会受到伤害的,于是过去想把她的书拿走。红红以为拿走就不再还给她,就和老师争抢起来。保育老师没想到平时文静的红红会有这么强烈的反应,愣了一下。随即,保育老师在红红耳边轻轻地告诉她:“在昏暗的午睡室看书对眼睛不好,我把书放到外面的书袋里,你睡醒后可以去拿。”红红这才放心把书交给老师。

问题:请结合案例,从教育理念和职业道德角度评析保育老师的行为。

实践实训

1.把学生分为5—8人一组,在实训室模拟幼儿睡眠照护工作的全过程。

2.把学生分为8—10人一组,在实训室模拟幼儿起床照护的工作全过程。

项目评价

<table>
<tr><th rowspan="2">序号</th><th rowspan="2">考核要求</th><th rowspan="2">评分标准</th><th colspan="3">学生自评</th><th colspan="3">学生互评</th><th colspan="3">教师检评</th></tr>
<tr><th>A</th><th>B</th><th>C</th><th>A</th><th>B</th><th>C</th><th>A</th><th>B</th><th>C</th></tr>
<tr><td>1</td><td>时间要求</td><td>15分钟内完成实训</td><td></td><td></td><td></td><td></td><td></td><td></td><td></td><td></td><td></td></tr>
<tr><td rowspan="4">2</td><td rowspan="4">过程要求</td><td>午睡前组织</td><td></td><td></td><td></td><td></td><td></td><td></td><td></td><td></td><td></td></tr>
<tr><td>午睡管理</td><td></td><td></td><td></td><td></td><td></td><td></td><td></td><td></td><td></td></tr>
<tr><td>起床的组织</td><td></td><td></td><td></td><td></td><td></td><td></td><td></td><td></td><td></td></tr>
<tr><td>特殊情况处理</td><td></td><td></td><td></td><td></td><td></td><td></td><td></td><td></td><td></td></tr>
<tr><td rowspan="2">3</td><td rowspan="2">准备要求</td><td>拿取实训所需的工具</td><td></td><td></td><td></td><td></td><td></td><td></td><td></td><td></td><td></td></tr>
<tr><td>工具摆放整齐有序</td><td></td><td></td><td></td><td></td><td></td><td></td><td></td><td></td><td></td></tr>
<tr><td>4</td><td>结束要求</td><td>将实训工具有序放回原位</td><td></td><td></td><td></td><td></td><td></td><td></td><td></td><td></td><td></td></tr>
<tr><td colspan="3">实训总评</td><td colspan="3"></td><td colspan="3"></td><td colspan="3"></td></tr>
</table>

推荐阅读

[美]南希·克洛斯.倾听孩子——教师和家长怎样与幼儿谈论棘手的话题[M].胥兴春,等译.北京:中国轻工业出版社,2020.